MANUEL PRATIQUE

DE

MÉDECINE DOSIMÉTRIQUE.

Gand, imprimerie de I.-S. Van Doosselaere, rue St. Georges.

MANUEL PRATIQUE

DE

MÉDECINE DOSIMÉTRIQUE

PAR

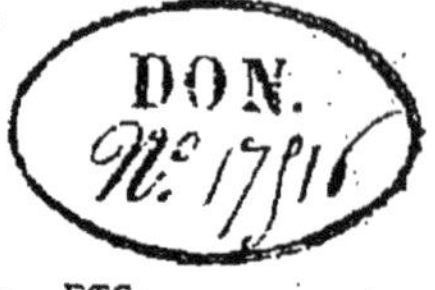

le Dr **BURGGRAEVE**,

PROFESSEUR ÉMÉRITE DE L'UNIVERSITÉ DE GAND, ETC.

« Il ne faut pas s'arrêter au mot « *Médecine dosimétrique* » qui pourrait donner l'idée d'une réforme générale. Il y a eu, par exemple, une « Médecine physiologique »; il y a une *Méthode dosimétrique.* Ainsi ramenée à ses proportions, l'œuvre du professeur de Gand reste considérable. »

MARCHAL (de Calvi).

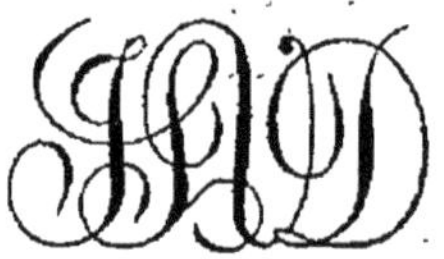

PARIS,

AU DÉPOT GÉNÉRAL DES MÉDICAMENTS DOSIMÉTRIQUES

CH. CHANTEAUD, rue faubourg St Martin, 188.

Et chez l'auteur : Gand, rue Neuve St Pierre, 27.

1873.

A MONSIEUR CH. CHANTEAUD,

pharmacien de 1e classe à Paris.

MON CHER CHANTEAUD,

Je vous dois de la reconnaissance.

Depuis cinq ans, que j'avais projeté la réforme de la thérapeutique je n'arrivais à rien.

La difficulté était d'avoir des produits parfaitement purs et sur lesquels on pût compter. En mettant à ma disposition votre longue expérience et vos profondes connaissances en pharmacie, vous avez rendu service au corps médical tout entier.

Je suis heureux de vous donner ici ce témoignage public.

Agréez, l'assurance de toute mon estime.

Dr BURGGRAEVE.

Gand, le 15 août 1873.

PRÉFACE.

« La médecine est éternelle. »

Le *Répertoire de médecine dosimétrique* posant, encore en ce moment, les jalons de cette méthode de traitement, le temps n'est pas venu de les réunir en un corps de doctrine.

En attendant ce travail de longue haleine — dont je m'occupe à rassembler les matériaux, — je crois utile de publier le présent *Manuel* comme *Memento* ou *Vade mecum* du praticien dans l'administration des médicaments dosimétriques.

Je l'ai divisé en trois parties, comprenant : la première, l'*Étiologie* et la *Symptomatologie*, la seconde, les *Organopathies* ou anatomie pathologique, la troisième la *Clinique*, y compris la thermométrie et l'urologie.

Le *Répertoire de médecine dosimétrique* continuera à paraître afin de conserver aux médecins cette publicité bi-mensuelle.

Les *correspondances*, que reproduit chaque livraison, ont déjà servi à établir des rapports entre médecins des divers pays et resserré leurs liens de confraternité.

En voyant apparaître la *Médecine dosimétrique*, tous ont commencé par la défiance : cela se conçoit par le temps de réclames que nous traversons ; mais, peu à peu, le libre examen est venu et les rapports se sont établis sur le pied d'une confiance réciproque.

La *Médecine dosimétrique*, loin d'avoir été une cause de dissentiment entre médecins, les aura, au contraire, ralliés dans une même foi : celle que nous a léguée Hippocrate. On comprend qu'elle aura été notre bonheur : d'avoir, au bout d'une carrière semiséculaire, servi d'intermédiaire entre les membres d'une même famille : la plus importante, puisqu'elle est la sauvegarde de toutes les autres.

DE LA MÉTHODE DOSIMÉTRIQUE.

Cette méthode est tellement connue aujourd'hui, grâce au *Répertoire*, qu'il n'y a qu'à la nommer.

—

C'est une thérapeutique symptomatique. — Que peut-on faire le plus souvent si ce n'est parer aux symptômes?

—

Mais c'est une symptomatologie raisonnée.

—

Ainsi, y a-t-il douleur, on cherche à en préciser la nature, le siége, les irradiations, les rapports consensuels ou sympathiques, et, cela fait, on y applique le modificateur approprié, c'est-à-dire celui qu'à fait reconnaître l'expérience clinique.

—

Y a-t-il spasme, on fait le même travail, c'est-à-dire qu'on s'applique à en reconnaître les conditions anatomiques et physiologiques, pour le combattre efficacement.

—

Y a-t-il, en même temps que douleur et spasme, hypérémie, comme c'est d'ordinaire dans les exagérations de la sensibilité et de la contractilité, on emploie les antihypérémiques. En thérapie, on ne saurait se borner à un seul élément morbide.

—

Il faut aussi tenir compte de la cause, car c'est celle-ci qui domine tout l'état pathologique. Les affections spécifiques sont particulièrement dans ce cas. Or, quand nous disons les causes, ce sont les traces qu'elles ont laissées dans l'organisme, ou ce qu'on nomme les *diathèses*.

—

Dans les maladies virulentes aiguës, comme la syphilis, la morve, l'hydrophobie, etc., le virus — principe insaisissable à nos moyens d'investigation — est-il combiné avec l'albumine de nos humeurs et de nos tissus, et le mercure qui est le remède antivirulent par excellence, en se combinant avec cette albumine, englobe-t-il le virus sous forme d'albuminate, qui est rejeté ensuite hors de l'économie? C'est une hypothèse qui n'ôte rien au remède de son efficacité.

—

Mais en médecine pratique il faut être sobre de spéculations théoriques.

—

Nous venons d'exprimer ainsi le premier principe de la méthode dosimétrique : celui de la *dominante* et de la *variante* du traitement. La dominante qui s'adresse à la cause du mal, et la variante qui combat les symptômes ou effets.

—

Et qu'on ne pense pas que ces deux éléments de toute maladie se confondent; ils existent indépendants l'un de l'autre. La preuve, c'est qu'on a beau calmer la souffrance dans ses diverses formes : douleur, spasme, hypérémie, on n'aura rien obtenu tant que la cause n'aura pas été vaincue. Ainsi, dans l'exemple de la syphilis, il faut que le mercure ait d'abord détruit la néoplasie vénérienne. Il est vrai que le même remède peut également s'appliquer dans les néoplasies inflammatoires : comme le calomel, qui s'empare de l'excès d'albumine.

—

On reconnaît la présence de l'élément causal par les caractères objectifs et subjectifs : comme, dans la syphilis, la forme de l'ulcère dermique ou muqueux, les gonflements mous ou gommes, les douleurs nocturnes ou ostéocopes; quoique ces dernières soient dues à la périostite et peuvent exister en dehors de toute spécificité.

—

Dans le doute, la médication servira de pierre de touche.

—

Après la loi de la *dominante* et de la *variante* du traitement, vient celle de son acuité et de sa chronicité. « Aux maladies aiguës un traitement aigu; aux maladies chroniques un traitement chronique. »

—

Cette loi ne réclame également que peu d'explications. Il est évident que le remède doit avoir une allure égale ou équivalente à celle de la maladie.

—

Si le mal est brusque, accéléré, galoppant, au point de ne mettre souvent que quelques heures pour parcourir sa période dynamique, le remède doit agir avec la même activité.

—

Prenons pour exemple une péricardite : en quelques heures l'épanchement se fait et le mal devient mortel ; ou, s'il se prolonge, c'est pour ne plus abandonner sa victime.

—

C'est l'histoire de toutes les maladies aiguës.

—

Or, si, par des modificateurs appropriés — les alcaloïdes, par exemple, car la thérapeutique est riche en ressources quoiqu'en disent ses détracteurs — on parvient à abattre l'hypérémie, que les moyens allopathiques ordinaires : saignées, révulsifs, etc., n'ont pû dissiper entièrement, la maladie n'aura pas eu occasion d'entrer dans sa période organique.

—

Mais il faut se presser : *Occasio præceps !* Il faut agir coup sur coup.

—

Ainsi, il ne suffit pas de donner l'aconitine, la vératrine, la digitaline à trois ou quatre milligrammes dans les vingt-quatre heures, — comme on le fait généralement —, il faut pousser jusqu'à effet : dix, douze, dix-huit granules (au 1/2 milligramme) et davantage si c'est nécessaire.

—

Souvent c'est le dernier granule qui précipite l'action, comme la goutte d'eau qui fait déborder le verre ; ce point culminant diffère d'après les individus, leurs idiosyncrasies, l'acuité de la maladie ou la résistance au remède.

—

L'effet des alcaloïdes étant de faire tomber la chaleur et le pouls, on se renseignera par le thermomètre et la montre. Sous ce rapport, on peut laisser la surveillance du médicament même à une personne étrangère à la médecine; à une garde intelligente.

—

Ainsi viennent à tomber les appréhensions que les alcaloïdes inspirent généralement. Leur effet toxique n'est jamais tellement brusque qu'on ne puisse le prévoir.

—

Quelques-uns présentent des signes pathognomoniques très évidents : comme l'atropine, la dilatation des pupilles, l'ésérine, leur resserrement, etc.

—

Tous, également, ont des antagonistes ou antidotes, dont quelques-uns inoffensifs : comme la caféine et ses sels (citrate, arséniate).

—

Il faut remarquer en outre que, dans l'état aigu, l'action du médicament n'est pas aussi prompte que dans l'état chronique. Ainsi, dans le tétanos, on donne des doses énormes d'opium sans qu'il y ait narcotisme.

—

Il est vrai que si le malade ne meurt pas de la maladie il risque de mourir du remède, au moment de l'explosion.

—

Le modificateur est d'ailleurs mal choisi, parce que l'opium en substance produit le spasme et la congestion.

—

Il y a d'autres moyens, que leurs propriétés antispasmodiques indiqnent : l'hyosciamine, la cicutine, la curarine. Mais l'allopathie n'y voit pas d'aussi près.

—

Avec les médicaments dosimétriques on n'a pas ces dangers ni ces incertitudes, puisqu'il s'agit de substances simples.

—

Jamais aussi ces médicaments ne s'accumulent dans l'économie, parce qu'ils sont éliminés par les grands émonctoires.

—

La loi de la chronicité du traitement est tout aussi constante que celle de son acuïté : c'est-à-dire que dans toute affection chronique il faut agir longuement, modérément et sûrement. *Piano*, *sano* et *lontano*, comme disent les Italiens — malgré leur tempérament ardent.

—

Dans les maladies aiguës le temps tue; dans les maladies chroniques le temps est une condition de guérison. Ce que le temps a produit a besoin du temps pour guérir : un rhumatisme chronique ne se dissipe pas comme un rhumatisme aigu. De même, une affection aiguë du cœur ne peut être arrêtée sur place.

—

Il résulte de ceci que, dans les maladies chroniques, les remèdes seront donnés à faible dose, puisqu'ils doivent être continués pendant tout un temps.

—

Ainsi des métaux et des métalloïdes. L'arséniate d'antimoine, par exemple, dans un rhumatisme chronique, ne doit se donner au-delà de 6, 8 ou 10 milligrammes par jour. Il en est de même des alcaloïdes, qui ont alors une toute autre action que dans les maladies aiguës. Dans ces dernières, ce sont des calmants ou modérateurs des systèmes nerveux et vasculaire; dans les premières (les maladies chroniques) ils portent plutôt leur action sur le système sécréteur. Telle est la digitaline qui favorise l'uropoièse ; probablement en détendant les canaux urinifères.

Nous ne faisons qu'indiquer ici ces deux lois de la méthode dosimétrique, devant y revenir presqu'à chaque page de ce manuel.

Des principaux médicaments dosimétriques et de leurs propriétés thérapeutiques.

Nota. — Notre manuel n'étant que ce que son nom indique, nous renvoyons pour la Matière médicale aux auteurs spéciaux.

ALCALOÏDES. — GLYCOSIDES. — RÉSINOÏDES. — ACIDES VÉGÉTAUX.

Les alcaloïdes ont une action commune : celle de faire tomber le pouls et la chaleur animale. Il font donc ce que font les saignées, et cela sans perte matérielle pour l'économie. Il faut cependant n'être pas exclusif : si les alcaloïdes ont leurs indications, les déplétions sanguines ont les leurs. (Voir *Inflammations.*)

—

Quinine. — C'est l'aîné des alcaloïdes, celui qui a ouvert la voie à la thérapeutique par les alcalis végétaux. Il possède, au plus haut degré, les propriétés anti-hypérémiques et anti-thermiques des alcloïdes : c'est-à-dire qu'il fait tomber le pouls et la chaleur, dissipe les fièvres d'accès, empêche les congestions et hémorrhagies. Donné à doses excessives, il agit fortement sur le système nerveux et peut produire une fièvre d'accès; ce dont les homœopathes sont partis pour établir leur loi : *Similia similibus* — Autant dire que l'abus est l'usage. Nous verrons, à l'article fièvre, comment la quinine ou ses sels doivent être donnés.

—

Aconitine. — Quand on mâche un granule (1/2 mill.) d'aconitine, il se produit une vive constriction de la gorge, du pharynx, de la glotte, de l'œsophage, jusqu'au cardia; on éprouve, en même temps, des nausées et, pendant ce malaise, le pouls et la chaleur tombent rapidement.

—

Prise sans être machée ni diluée, l'aconitine n'exerce pas les mêmes effets sur le système reflexe cérébro-spinal ; par contre, son action sur le système du grand sympathique est la même.

—

L'aconitine est un calmant de la fièvre et des névropathies congestives; elle excite, en outre, les sécrétions abdominales et rénales par son action sur le grand sympathique.

—

Vératrine. — Son action la rapproche de l'aconitine, dont elle est le succédané. Elle produit également une constriction du gosier, avec sécheresse et éternûments violents répétés. Il y a des nausées qui peuvent aller jusqu'au vomissement.

—

Sous l'influence de ce controstimulisme le pouls et la température animale descendent au-dessous de la moyenne physiologique. Les indications sont les mêmes que celles de l'aconitine.

—

Digitaline. — Cullen a nommé la digitale : l'opium du cœur ; à plus forte raison faut-il en dire autant de la *digitaline.* Elle apaise, en effet, les mouvements tumultueux du cœur et régularise la circulation périphérique. Son action s'exerce par l'intermédiaire du pneumogastrique gauche, qui est le modérateur du centre circulatoire. (Voir le *Répertoire.*)

—

L'action de la digitaline sur le système nerveux est encore démontrée par la dilatation des pupilles. Elle convient donc dans toutes les hypérémies nerveuses.

—

Atropine. — Hyosciamine. — Daturine. — Ces alcaloïdes dissipent le spasme des sphincters ; ils conviennent donc, dans tous les obstacles nerveux ou spasmodiques : comme dans l'iritis, où il s'agit d'empêcher l'occlusion et les déformations de la pupille ; dans le spasme dyspnéique, où il faut rétablir le libre cours de l'air ; dans l'*iléus*, le *miserere ;* dans la dysurie et l'ischurie ; dans le spasme du col utérin, avant et pendant l'accouchement. Cette action s'exerce par l'intermédiaire de la moëlle-épinière, dont l'atropine et l'hyosciamine sont ainsi les sédatifs. Leur action hypnotique ou cérébrale est peu marquée.

—

Cicutine. — Son action est la même que celle de l'atropine et de la cicutine, mais sans constriction et sécheresse du gosier. A ce titre, on peut la mâcher impunément ; et c'est même le moyen de rendre son action plus rapide.

—

La cicutine est hypocénétique, c'est-à-dire qu'elle dissipe les congestions. Elle a donc également une action très marquée sur le système absorbant; de là, son efficacité dans les engorgements des viscères et des ganglions.

—

La ciguë calme les douleurs lancinantes : d'où la réputation qu'on lui a faite, dans le temps, de guérir les cancers.

—

La cicutine a une action hypnotique très marquée. Après la morphine, c'est le meilleur sédatif du système nerveux.

—

La cicutine dissipe les spasmes ; comme l'atropine et l'hyosciamine, elle produit la dilatation de la pupille.

—

Morphine. – C'est le calmant du cerveau par excellence, puisqu'elle ramène cet organe à ses conditions physiologiques ; cependant elle produit un état de spasme, comme l'indique la contraction de la pupille. Sous ce rapport, elle est antagoniste de l'atropine, de l'hyosciamine, de la cicutine. On peut donc employer ces alcaloïdes simultanément, — afin de se contrebalancer — dans les affections spasmodiques et douloureuses.

—

La morphine détend les systèmes nerveux, vasculaire et sécréteur et aide ainsi à la résolution des engorgements et hypérémies.

—

Les sels de morphine ont tous la même action et ne diffèrent que par leur solubilité.

—

Codéine. — *Narcéine.* — Ces deux sels de l'opium ne diffèrent de la morphine que par leurs qualités narcotiques et anti-spasmodiques moindres ; aussi s'en sert-on avec succès dans les irritations locales, parce qu'ils n'amènent aucun changement dans les sécrétions.

—

Strychnine. — *Brucine.* — Ce sont les stimulants de la contractilité et de la myotilité, agissant à l'instar de l'électricité : c'est-à-dire qu'ils ont également une action sur les mouvements chimico-organiques. Comme l'électricité, la strychnine, la brucine suppriment les spasmes des muscles qui ne sont pas soumis à la volonté ; de là, l'emploi de ces médicaments, tantôt comme spasmodiques, tantôt comme antispasmodiques.

—

De là aussi leur efficacité pour modifier les sécrétions. (Voir *dyspepsies*.)

—

La strychnine et la brucine tonifient les vaisseaux et se rangent ainsi parmi les antiphlogistiques.

—

En un mot, ce sont les excitants les plus directs de la vitalité.

—

Combiné avec l'arsenic (arséniate de strychnine) la strychnine est un excellent modificateur de la circulation et des sécrétions.

—

Colchicine. — Elle a une action hyposthénitante très marquée; agit à l'instar de la digitaline, dont elle est le succédané dans les affections arthritiques et rhumatismales.

—

Colocynthine. — Peut être utilisée, à cause de son amertume, contre les vers.

—

Quassine. — Se rapproche des strychnées et,

comme tel, est un excitant de l'estomac et des intestins, dont elle active les sécrétions.

—

Jalapine. — Analogue à la colocynthine ; agit spécialement sur le gros intestin.

—

Scillitine. — Agit comme diurétique et expectorant ; modifie l'hypercrinie des canaux aériens.

—

Caféine. — Agit comme calmant et hyposthénisant dans les névralgies congestives (migraine.) C'est le correctif de l'aconitine, de l'atropine, de l'hyosciamine et de la cicutine.

—

Émétine. — Expectorant et contro-stimulant ; s'emploie dans les affections pulmonaires congestives des enfants.

—

Ergotine. — Agit spécialement sur l'utérus, dont elle réveille la contractilité latente ; convient spécialement dans la chloro-anémie et la spermatorrhée, comme calmant de la moëlle épinière.

—

Camphre bromé. — A une action analogue,

mais plus active que le camphre et le brome ; calme l'éréthisme sexuel. (Voir le Répertoire.)

Podophylin. — A cause de son amertume convient dans les affections vermineuses, ainsi que dans les constipations par atonie. (Voir le Répertoire.)

Pipérine. — *Cubébine.* — Réchauffants ; s'emploient dans les blennorrhées, en remplacement du cubèbe et du baume de copahu.

Pepsine. — Succédané du suc gastrique normal ; convient dans les dyspepsies atones.

Valérianates. — Antispasmodiques très énergiques ; conviennent dans l'anémie (*valérianate de fer*) ; dans la chorée et les différentes formes de convulsions cloniques (*valérianate de zinc*) ; dans les névroses intermittentes (*valérianate de quinine*).

Acide-Benzoïque. — *Benzoates.* — S'emploient dans les affections catarrhales et comme modificateurs des urines, quand il y a excès d'urates alcalins ; modifient favorablement la diathèse arthritique ou goutteuse; s'emploient dans les affections rhumatismales acides. — *Benzoate d'ammoniaque.* — *Benzoate de soude.*

—

Acide tannique — Dans les leucorrhées et les hémoptysies passives.

—

Santonine. — Vermifuge.

—

Lactate de fer. — Dans les dyspepsies anémiques.

ACIDES MINÉRAUX. — SELS MÉTALLIQUES. — MÉTALLOÏDES.

Acide phosphorique. — S'emploie dans les débilités nerveuses, le délire des buveurs, dans l'impuissance virile, dans les catarrhes pulmonaires et vésicaux, dans la gravelle alcaline, dans le diabète, pour apaiser la soif.

—

Phosphate de fer. — Dans l'anémie et le rachitisme.

—

Acide arsénieux. — *Arséniates.* — Dans les différentes diathèses et dyscrasies.

—

Iodures et iodhydrates. — Dans les diverses

formes de la scrofule ; dans les affections vénériennes constitutionnelles.

—

Bromures. — Comme altérant, dans les inflammations chroniques.

—

Sulfure de calcium. — Dans les maladies de la peau ; dans le rhumatisme chronique.

—

A cette série de médicaments actifs il faut joindre les vins médicinaux, qu'on donnera comme adjuvants ou excipients. Tels sont les vins de quinquina, de rhubarbe, de cannelle, de gingembre, d'écorces d'oranges amères.

En médecine dosimétrique on insiste surtout à rendre le traitement aussi agréable possible au malade. Les *médecines noires* de la vieille pharmacie sont donc entièrement bannies. — Nous ne pensons pas que quelqu'un les regrette.

PREMIÈRE PARTIE.

ÉTIOLOGIE. — SYMPTOMATOLOGIE.

TRAITEMENT DOSIMÉTRIQUE DE LA FIÈVRE.

Il y a fièvre quand le pouls et la température animale montent au-dessus de la moyenne physiologique.

Disons tout d'abord, quels sont ces rapports.

La température moyenne de l'adulte, dans l'état de santé, est à 37,14° c., et la circulation a 72 pulsations par minute.

80	pulsations	correspondent à	37,50°	c.
90	»	»	38,00	»
100	»	»	38,75	»
110	»	»	40,00	»
120	»	»	40,50	»
130	»	»	41,25	»
140	»	»	42,50	»

C'est le point culminant de la situation : le pouls se précipite comme le ressort d'une montre qui se brise, et la mort ne tarde pas de suivre.

—

Il y a ici une application pratique importante : c'est qu'il faut se hâter d'administrer les nervins.

—

De là, les bons effets de l'acide phosphorique et du sulfate de strychnine.

—

La fièvre constitue, avant tout, un état nerveux. Pour Fréderic Hoffmann c'était un spasme ayant son point de départ dans la moëlle épinière.

—

Cullen y vit une paralysie cérébrale ; d'où résultait, selon lui, un spasme périphérique : le frisson, suivi d'une réaction du cœur et des artères, et ayant pour but de rendre leur force au cerveau et aux nerfs.

—

De cette théorie se rapproche celle de Henlé, qui admet un antagonisme entre les nerfs centripètes ou cérébro-spinaux, et les nerfs vaso-moteurs, en ce sens que la dépression des premiers détermine l'excitation des seconds.

—

C'est le contraire de la doctrine de M. Cl. Bernard, qui admet que la paralysie du grand sympathique est constamment suivie de l'accélération du pouls et de l'élévation de la température animale.

—

Le plus sage est de s'en tenir aux faits, qui disent que dans la fièvre la vitalité s'épuise vite, et qu'il faut ménager les forces si l'on veut que la nature sorte victorieuse de la lutte.

—

Toute fièvre est précédée d'un état de dépression, dans lequel réside le danger : ainsi la fièvre pernicieuse, le choléra, le typhus, peuvent amener une mort prompte, en dehors de toute lésion matérielle. La réaction ne se maintient pas ; elle monte et descend, elle oscille, de manière à produire une série d'accès.

—

Nous avons parlé de l'emploi de l'acide phosphorique et du sulfate de strychnine : on donnera un granule de chaque, de quart d'heure en quart d'heure, jusqu'à ce que la réaction se soit produite.

—

On surveillera ensuite cette réaction : si elle est trop élevée on la modèrera au moyen de l'aconitine et de la vératrine.

P. Aconitine........... 20 granules (1/2 mill.)
P. Vératrine........... 20 granules (1/2 mill.)
De chaque un granule de demi heure en demi heure.

—

Si au contraire elle ne se maintient point, on la soutiendra au moyen de la quinine : de préférence l'hydro-ferro-cyanate, et, si la cause est un miasme, l'arséniate.

P. Hydro-ferro-cyanate de quinine 20 gran. (0.001)
Ou : P. Arseniate de quinine.......... 20 gran. (0 001)
Deux granules d'heure en heure.

—

Les déplétions sanguines trouvent leur place quand il a trouble mécanique de la circulation : s'il y a congestion, menace de rupture des vaisseaux.

—

En même temps il faut produire une évaporation générale au moyen des diaphorétiques végétaux et des sels neutres.

—

Telles sont les considérations qui doivent guider le praticien dans le traitement de toute fièvre.

—

C'est une affaire de tact pratique ou ce qu'on nomme l'*œil du médecin*.

—

Toutes les fièvres ne nécessitent point l'intervention de l'art : ainsi la fièvre due à la fatigue, à une secousse de l'âme, à la croissance, etc., se dissipe d'elle-même. La diète, le repos et quelques remèdes domestiques suffisent pour ramener l'état physiologique.

—

Il n'en est pas de même des fièvres miasmatiques ou d'intoxication.

—

Par miasme il faut entendre un principe délétère, venant du dehors, ou développé dans l'organisme même (miasme humain). Ce sont des produits de fermentation dans lesquels le microscope fait reconnaître des infusoires ou proto-organismes, sans qu'il soit démontré s'ils sont cause ou effet de la fièvre.

—

Heureusement que pour éviter un mal nous ne sommes pas obligés d'en connaître l'essence ; il suffit que l'hygiène nous fournisse les moyens de rétablir les choses dans leur état normal : l'eau, l'air, le sol, nos aliments, et que la Matière médicale nous indique les remèdes dont la nature n'est pas avare.

—

Traitement dosimétrique des fièvres algides.

—

Les fièvres algides se caractérisent par un stade de froid intense, au point de constituer une asphyxie nerveuse.

—

La concentration du sang à l'intérieur donne lieu à des congestions ou à des accidents apoplectiformes; d'où résulte l'état larvé.

—

Il faut commencer par ramener le sang à la périphérie par des frictions, des ventouses sèches, l'électricité, voire même les moxas; puis, à mesure que la réaction s'établit, la modérer ou la soutenir.

—

Ici encore se présentent l'acide phosphorique et le sulfate de strychnine, l'aconitine, la vératrine, comme nous l'avons dit plus haut.

—

L'arséniate de quinine est une excellente préparation, parce qu'elle empêche la combustion du sang.

—

Avant de l'administrer, il faut dégager le canal

intestinal et le foie au moyen des sels de Sedlitz.

—

Quand la fièvre reste rebelle à l'arséniate de quinine on peut être sûr qu'il existe un embarras intestinal ou hépatique.

—

En explorant la colonne vertébrale, on y découvre quelquefois une sensibilité anormale retentissant à l'épigastre. Il faut y appliquer des ventouses sèches et des révulsifs.

—

Dans les fièvres pernicieuses, il existe des congestions ou stases veineuses; jamais des produits inflammatoires, tels que : exsudats, pus, etc. La congestion donne lieu généralement à un épanchement séreux ou à une hémorrhagie passive. De là, les formes de coma, d'apoplexie, de pleuro-pneumonie hypostatique, de flux dyssentérique, etc.

—

Dans l'épidémie de fièvre intermittente larvée qui a régné en 1826, et qui a précédé l'apparition du choléra asiatique en Europe, on a pu observer ces diverses formes; on les combattait par la quinine, tandis que les déplétions sanguines étaient généralement mortelles.

—

La quinine avait pour effet d'arrêter les congestions et les flux sanguins; on en administrait jusqu'à 3 et 4 grammes, immédiatement après le stade de froid.

—

Avec l'arséniate de quinine on n'est pas obligé d'aller à des doses aussi élevées, et il n'est pas nécessaire d'attendre l'apyrexie qui, au reste, n'existe jamais d'une manière complète, puisque les accès se touchent.

—

Dès que la réaction aura été rétablie par les moyens externes, c'est-à-dire dès que l'absorption est devenue libre, on donnera l'arséniate de quinine, de quart d'heure en quart d'heure, jusqu'à ce qu'une bonne transpiration — avec un pouls ample et la cessation des phénomènes congestifs internes — se soit établie. On y aidera pas des ventouses sèches et les révulsifs.

—

Ce n'est que subsidiairement — et s'il y a lieu — qu'on fera des déplétions sanguines, avec toute la prudence qu'exige la cause miasmatique de la fièvre.

—

En un mot, on se comportera comme dans l'asphyxie.

—

Le choléra indien est une fièvre algide à la plus

haute puissance. Il faut, avant tout, rétablir l'hématose par des frictions et, au besoin, l'électricité; puis, la réaction se faisant, la soutenir au moyen de l'arséniate de strychnine et l'arséniate de quinine.

P. Arséniate de strychnine. 20 granules (1/2 milligr.)
P. Arséniate de quinine.... 20 granules (0,001)
Un granule de chaque, de demi heure en demi heure, jusqu'à réaction complète.

—

Ce traitement, qui est logique puisqu'il est approprié à la cause de la maladie, ne provoque point la gastro-entérite ataxique, comme le font les stimulants diffusibles, dont on a tant abusé dans le temps.

———

Traitement dosimétrique du typhus et de la fièvre typhoïde.

—

La fièvre est rémittente, c'est-à-dire qu'entre l'exacerbation de la nuit et la rémission du matin il peut y avoir une différence de 2 à 3° c.

—

On fera également ici usage de l'arséniate de

strychnine et de l'arséniate de quinine, comme plus haut.

—

La réaction une fois établie, si la température animale se maintient à 41° c., on donnera l'aconitine et la vératrine, jusqu'à ce que le thermomètre ne marque plus que 39° c.

P. Aconitine.......... 20 granules (1/2 mill.).
P. Vératrine.......... 20 granules (1/2 mill.).
Un granule de chaque, de demi heure en demi heure.

Si les urines restent rouges et ammoniacales, on donnera la digitaline et la colchicine.

P. Digitaline............ 20 granules (0,001).
P. Colchicine .... 20 granules (0,001).
Un granule de chaque, d'heure en heure, jusqu'à production de la diurèste, qu'on favorisera par des boissons chaudes.

Le coma vigil ou sub-délire, sera calmé par de petites doses de morphine.

P. Chlorhydrate de morphine. 20 granules (0,001).
Un granule d'heure en heure, à partir de trois heures de relevée, jusqu'à effet.

—

On ajoutera une potion au chloral. (Répertoire.)

P. Hydrate de chloral .... 2 grammes.

Pour une potion de 30 grammes à prendre avant la nuit, après la morphine.

—

Contre les fuliginosités et la carpologie, on administrera le camphre bromé.

P. Camphre bromé........ 20 granules (0,01).
Un granule, de deux en deux heures.

—

C'est un excellent sédatif de la moëlle épinière.

—

Pendant toute la durée du traitement on aura soin de rafraîchir, chaque matin, le malade au moyen d'une cuillerée à café de sels de Sedlitz, dans un verre d'eau ; et on épongera tout le corps avec de l'eau vinaigrée.

—

On entretiendra la pureté et la fraîcheur de l'air par la ventilation et des lavages réitérés du parquet, ainsi que par des fumigations de chlore (1).

(1) Nous recommandons les sels de chlore et d'iode du Dr Hébert, pharmacien en chef de l'Ecole des cliniques à Paris. C'est un tri-chlorure d'iode, dégageant à l'air libre du chlore respirable, permettant de porter sur soi, sous un petit volume (un petit flacon), le plus puissant des anti-miasmatiques et le préservatif le plus certain des maladies infectieuses épidémiques : choléra, peste, typhus, fièvre jaune, fièvre typhoïde, fièvres éruptives, etc. — En laissant le flacon ouvert pendant quelques heures de la journée, on désinfecte l'appartement.

En même temps qu'on instituera avec vigueur ce traitement général, on surveillera chaque organe interne et, à la moindre apparence de congestion, on appliquera des ventouses sèches et des révulsifs.

—

Les badigeonnages iodés sont ce qui convient le mieux, parce que leur action est instantanée.

—

Le typhus peut être jugulé; il n'en est pas de même de la fièvre typhoïde à cause des lésions internes, notamment l'inflammation et l'ulcération des plaques muqueuses des intestins grèles (plaques de Peyer et de Brunner).

—

On peut opposer à ces dernières, ainsi qu'à la diarrhée qui l'accompagne, le nitrate d'argent.

P. Nitrate d'argent...... 20 granules (0,001).

Un granule d'heure en heure, avec une potion mucilagineuse comme excipient.

—

Les tranchées abdominales seront calmées par l'hyosciamine et la cicutine.

Pr. Hyosciamine........ 20 granules (1/2 mill.).
Pr. Cicutine........... 20 granules (1/2 mill.).

Un granule de chaque, d'heure en heure.

—

Enfin, dans la convalescence, on donnera le vin de Colombo.

Pr. Vin de Colombo.

Trois verres à liqueur, dans la journée.

—

Si le flux diarrhéique persiste, on recourera au vin de canelle.

Pr. Vin de cannelle.

Trois verres à liqueur, dans la journée.

—

Dans l'atonie digestive : stomachique et intestinale, on donnera la quassine et la jalapine.

Traitement dosimétrique des fièvres éruptives.

—

Ce qui caractérise ces fièvres, c'est l'énorme élévation de la température animale. Ainsi, dans la scarlatine, cette température peut monter jusqu'à 43° c.

—

Dans la variole, la température morbide atteint son maximum au début de la fièvre et son minimum le deuxième ou le troisième jour après l'éruption.

—

Dans la scarlatine, la chaleur monte rapidement et reste élevée après l'éruption.

—

Cela veut-il dire qu'on ne puisse faire descendre ces températures ? Nullement, puisque l'expérience clinique démontre qu'au moyen des alcaloïdes, poussés avec vigueur — l'aconitine, la vératrine, la digitaline, etc. — on peut ramener la chaleur, si non à la moyenne physiologique, du moins à un état approchant.

—

Le résultat de cet abaissement sera l'éruption, qui se fait alors plus régulièrement et d'une manière bénigne.

—

Ainsi, dans la variole confluente, la température animale, après avoir atteint son maximum au début de la maladie, et son minimum le deuxième ou troisième jour après l'éruption, à partir de cette époque, augmente graduellement jusqu'au septième et au neuvième jour, et arrive ainsi à un niveau, presqu'égal à celui du début. On peut régulariser les efforts critiques au moyen des alcaloïdes.

—

Dans la période de suppuration des boutons, ce n'est plus la fièvre éruptive à proprement parler; c'est une fièvre inflammatoire et, dans quelques cas, une véritable pyoémie.

—

Quant aux symptômes concommittants : cérébraux, catarrhaux, pulmonaires, intestinaux, il faut les combattre au fur et à mesure qu'il se présentent (voir *Inflammation.*)

—

Dans toute épidémie de fièvre éruptive il faut, dès le début, prendre des précautions : placer le malade dans un lieu bien aéré et une température modérée (18 à 20 c.), ne pas trop le couvrir, lui laisser boire frais et, dès que la température animale monte de 1 à 1 1/2 c. au-dessus de la moyenne physiologique, donner les alcaloïdes coup sur coup.

—

L'aconitine et la vératrine doivent être préférés parce qu'il amènent l'abaissement de la chaleur et la chute du pouls d'une manière rapide, grâce au controstimulisme qu'ils déterminent.

P. Aconitine. .. 20 granules (1/2 mill.)
P. Vératrine.... 20 granules (1/2 mill.)

Un granule de l'un ou de l'autre, ou les deux à la fois, de demie heure en demie heure, jusqu'à ce que le thermomètre cesse de monter.

—

Quand c'est au commencement de la fièvre, on prépare ainsi l'éruption.

—

Si c'est au troisième ou au quatrième jour, sans que l'éruption ait eu lieu, elle ne tardera pas à apparaître grâce à l'abaissement de la température ; car ce qui l'empêche, c'est la sécheresse de la peau.

—

Tous les matins, il faut rafraichir le corps avec une cuillerée à café de sels de Sedlitz, dans un verre d'eau. C'est une question très essentielle; nous dirons *sine qua non*. En effet, le miasme s'échappe ainsi, en grande partie, par la surface intestinale, sans que celle-ci subisse la moindre irritation. Au contraire, elle est rafraichie par l'évaporation qui se fait à sa surface.

—

Les fièvres éruptives sont précédées d'un frisson, et il se peut que ce dernier soit assez violent pour exiger, dès le début, la quinine.

—

La quinine décongestionne et empêche les hémorrhagies exanthématiques.

—

Dans la forme ataxique, avec tendance à la gangrène, les urines renferment de l'albumine, ainsi que des matières grasses et colorantes (indigo) ; ce sont des phénomènes de dénutrition auxquels il faut opposer les toniques, notamment les arséniates de potasse, de soude, de fer.

P. Arseniate de potasse. 20 granules (0,001).

Deux granules de deux heures en deux heures, dans l'albuminose (voir cette dernière.).

P. Arséniate de fer.... 20 granules (0,001).

Deux granules d'heure en heure, dans l'anémie.

—

S'il y a trouble du côté du cœur, on ajoutera la digitaline.

P. Digitaline .. 20 granules (0,001).

Un granule, avec deux granules arséniate de potasse ou de fer.

—

Quelquefois ces trois médicaments peuvent s'administrer à la fois.

—

En soutenant ainsi la vitalité et en parant aux symptômes morbides fait-à-fait qu'ils se présentent, la convalescence sera moins longue et moins dangereuse. On aura moins à craindre la fièvre hectique, due à l'appauvrissement du sang.

Traitement dosimétrique de la fièvre septicémique.

Dans les accidents traumatiques avec écrasement des parties molles et comminution des os, l'économie est empoisonnée par l'ichor, introduit dans le sang, non par les absorbants, qui sont des cribles où tout se purifie — comme on voit la végétation venir au milieu de la décomposition — mais par voie directe, c'est-à-dire par ouverture des veines ou des vacuoles qui y correspondent : telles que les cellules osseuses, comme le démontrent les injections.

On comprend ainsi la gravité des plaies ou caries osseuses, comparativement aux lésions des parties molles.

L'ichor renferme des vibrions et des bactéries, en tant que produits de fermentation. Cette circonstance n'est pas indifférente pour le traitement local : ces proto-organismes sont détruits par les huiles essentielles et les corps gras. De là, l'avantage des pansements à l'huile phéniquée et par occlusion.

La septicémie est une fièvre ataxique et adynamique; comme telle, elle exige l'emploi des arséniates et des alcaloïdes.

—

Il faut prescrire, de suite, l'acide phosphorique et l'arséniate de strychnine — comme dans les fièvres typhoïdes — puis, la réaction s'étant faite, la modérer, afin qu'elle ne dégénère en inflammation ou pyoémie ; c'est-à-dire qu'il ne se forme des congestions internes, suivies d'abcès métastatiques ou multiples.

Les accès seront prévenus et combattus par l'arséniate de quinine.

—

La fièvre septicémique débute par un violent frisson ; les exacerbations ont lieu souvent le matin, et les rémissions le soir. D'autre fois le frisson a lieu dans le cours de l'après-midi : il est donc erratique; aussi ne faut-il pas attendre, pour administrer l'arséniate de quinine, qu'il y ait rémission ; il faut le donner immédiatement après que le stade de froid est passé. On accélérera ce moment par quelque cordial : du vin chaud à la teinture de macis, ou quelques gouttes de laudanum, dans une mixture antispasmodique.

—

Dans la pyoémie, il faut tenir compte des emboles; c'est surtout dans les grands parenchymes qu'ils se forment, notamment les poumons; on s'en aperçoit à la gêne de la respiration ou à la pneumonie latente.

—

On s'empressera d'imprimer au corps une forte secousse au moyen du tartre stibié.

P. Tartre émétique...... 20 granules (0.01).
Un granule de quart d'heure en quart d'heure, jusqu'à vomissement.

On favorisera ce dernier par des boissons chaudes; puis, le calme de l'estomac étant rétabli, on donnera l'arséniate de quinine.

—

En même temps, on ventousera la poitrine et l'on fera des frictions avec la teinture d'iode, aux points congestionnés. (Voir, Pleuro-pneumonie.)

—

Si c'est le foie qui est atteint, on s'en apercevra à la couleur ictérique du malade, à la tension de l'hypochondre droit. Les mêmes moyens seront employés que dans la pleuro-pneumonie, avec laquelle l'hépatite coexiste souvent.

—

Il en est de même encore dans les douleurs musculaires et articulaires.

—

En un mot, il faut s'appliquer à refouler l'embole dans le torrent circulatoire général, où il ne tardera pas à se désagréger, puis combattre la fièvre d'accès qui en est la conséquence. Il arrive, en effet comme par la présence d'un corps étranger dans le canal de l'urètre. On sait que le cathétérisme est souvent suivi d'un violent frisson. Il en est de même dans la phlébite, où la veine est en contact avec le pus.

—

On conçoit donc, que les frissons ne puissent être coupés d'emblée; mais on peut en atténuer les effets anti-vitaux.

—

Afin de ramener la vitalité dans la plaie, on la cautérisera avec le fer rouge ou la teinture d'iode. Sans doute les anciens chirurgiens ont abusé du feu, d'après l'aphorisme d'Hippocrate . « *Quod ferrum non sanat, ignis sanat;* mais la question est de savoir s'ils n'évitaient pas bien souvent ainsi les accidents pyoémiques.

Traitement dosymétrique de l'inflammation.

—

Il faut bien se pénétrer, pour le combattre, du processus morbide qu'on nomme *inflammation*. Il y a là, en effet, des phénomènes vitaux, des phénomènes physiques, des phénomènes chimiques et des phénomènes organiques, s'évoluant successivement et que, par conséquent, il faut combattre l'un après l'autre ; comme le général habile, n'attend pas que l'ennemi se soit concentré.

—

Les phénomènes vitaux, ce sont des exagérations de la sensibilité, de la contractilité, de la caloricité : il a donc douleur, spasme et *brûlant*.

—

Cette période initiale de l'inflammation s'ouvre par un frisson, dont l'intensité donne la mesure de la phlogose va suivre.

—

Il en résulte ce premier point pratique : qu'au début de certaines inflammations il faut faire usage des excitants vitaux : acide phosphorique et sulfate de strychnine.

—

Quelques praticiens préconisent la noix vomique — sous forme d'extrait — comme antiphlogistique : le fait est que, sous la violence de l'afflux, les vaisseaux se distendent et se paralysent, et que le sang ne circulant plus dans le réseau enflammé, une foule de désordres en sont la conséquence : tels que la gangrène et la suppuration.

Les nervins n'empêchent point la saignée ; au contraire, ils la facilitent, puisqu'ainsi on n'a pas à craindre le collapsus des vaisseaux. On la pratiquera chaque fois qu'il y a gêne mécanique de la circulation ou pléthore.

En même temps on donnera de petites doses de morphine.

P. Chlorhydrate de morphine, 20 granules (0,001).

Un granule de demi heure en demi heure, jusqu'à sédation.

Si, malgré la saignée et la morphine, la chaleur animale se maintient au-dessus de la moyenne physiologique (39 à 40° c.), il faut l'y ramener par l'aconitine et la vératrine.

P. Aconitine.......... 20 granules (1/2 mill.)
P. Vératrine.......... 20 granules (1/2 mill.)

Un granule de chaque, de demi heure en demi heure, jusqu'à ce que le pouls et la chaleur soient tombés.

Parmi les phénomènes chimiques de l'inflammation il faut compter la production exagérée de l'urée. Les sécrétions urinaire et cutanée étant à peu près suspendues, l'urée reste dans le sang. Il peut même se faire que l'ammoniaque ne se transformant point en temps, il se produise un carbonate alcalin, qui est un dissolvant du sang.

—

Il ne faut pas perdre de vue que dans l'inflammation les urines sont rares ; ce n'est que vers la fin qu'elles se chargent de sédiments uratés.

—

Quant au moyen de rafraichir le sang, il consiste principalement à lui enlever l'excès d'oxygène résultant de la phlogose; la nature nous l'indique par l'appétence pour les acides végétaux. Ces acides, en effet, sont peu stables, c'est-à-dire qu'ils se décomposent : leur carbone forme avec l'oxygène du sang de l'acide carbonique, et leur hydrogène, avec une autre partie de l'oxygène du sang renouvelle l'eau de ce dernier.

—

On se trompe en faisant boire surabondamment aux malades des tisanes; laissant de côté ce quelles peuvent présenter d'affadissant pour l'estomac, l'eau, qu'on introduit ainsi en grande quantité dans le système circulatoire ne s'y décompose pas et produit la distension des vaisseaux ou une plethore aqueuse.

—

Il faut donc pousser à l'exhalation de l'acide

carbonique par les voies respiratoires et cutanée : c'est ce que font des acides végétaux.

—

On connait les belles expériences de MM. Andral et Gavarret. — Par cette expiration, le calorique morbide est en grande partie détruit.

—

Les sels neutres — notamment les sels de Sedlitz (sulfate de magnésie et chlorure de sodium), sont nécessaires pour tenir l'albumine dissoute dans le sérum du sang. La couenne inflammatoire est due au manque de sels, notamment les chlorures, qui sont enlevés par les sécrétions.

—

Dans les inflammations suraiguës — notamment des muqueuses, telles que la conjonctivite — les chlorures prédominent dans les sécrétions au point de les rendre corrosives.

—

Il y a donc nécessité de restituer les sels au sang ; les sels de magnésie sont particulièrement utiles parce qu'il sont très solubles et entrent rapidement dans le torrent circulatoire.

—

Les Anglais font grand usage de calomel ; mais c'est en décomposant les tissus que le mercure agit ;

la preuve en est qu'il fait tomber les dents et les cheveux. On disait que c'était la syphilis, dont on avait fait une espèce de bouc émissaire.

—

Après sa période aiguë, la fièvre inflammatoire présente des rémissions qui font varier le thermomètre de 1 à 1 1/2 c. C'est le moment d'en venir aux sels de quinine, préférablement l'hydro-ferrocyanate, qui a la propriété de calmer la douleur.

P. Hydro-ferro-cyanate de quinine, 20 granules (0,001).
Deux granules d'heure en heure.

—

L'inflammation laisse des traces à sa suite: ce sont des infiltrations, des indurations, auxquelles il faut remédier par les absorbants : comme les iodés.

P. Proto-Iodure de mercure, 20 granules (au 1/2 centigram).
Un granule toutes les deux heures.

—

Les iodés, dans les affections syphilitiques, ont principalement pour but de dissoudre les albuminates. Il en est de même dans les inflammations chroniques : on employera l'iodure de soude ou de potasse. Ce dernier est surtout utile dans les engorgements scrofuleux.

—

La rapidité avec laquelle les iodures s'éliminent

avec les urines doit faire préférer les granules. — Il est vrai qu'il y a une difficulté pour la préparation et la conservation ; mais cette difficulté n'est pas insurmontable.

—

L'inflammation ayant déterminé de l'anémie, par suite des émissions sanguines, de la diète et de la non-conversion des globules blancs en globules rouges, il faut recourir aux reconstituants. L'iodure de fer et de manganèse conviennent ici ; quand le régime est insuffisant, on peut y ajouter le lactate de fer.

P. Iodure de fer........ 20 granules (0,01).
P. Iodure de manganèse.. 20 granules (0,01).
P. Lactate de fer........ 20 granules (0,01).

Un granule de chaque, trois ou quatre fois dans la journée, dans l'intervalle des repas.

—

En même temps, on activera la digestion par la quassine.

P. Quassine............ 20 granules (0,001).

Deux granules avant chaque repas.

—

On donnera du vin de colombo, d'écorce d'oranges, de gingembre, (selon les tempéraments), et le vin de rhubarbe, s'il y a atonie du tube intestinal.

TRAITEMENT DOSIMÉTRIQUE DES INFLAMMATIONS EN PARTICULIER.

—

Bien que ce manuel ne soit pas un traité de pathologie, nous allons exposer, à grand traits, les principales inflammations sous le rapport de leur traitement, car en dehors de ce dernier, « le médecin n'est plus qu'un inutile naturaliste, passant sa vie à reconnaître, à classer, à dessiner les maladies de l'homme. » (Amédée de Latour).

Inflammations cérébro-spinales. — Méningites. — Cérébrite.

—

Comme dans toute inflammation localisée, il y a ici des phénomènes *congestifs*, des phénomènes *pathognomoniques*, des phénomènes *consensuels*, des phénomènes *sympathiques* : c'est-à-dire, le trouble de la vitalité générale, les troubles de fonctions, les phénomènes ou troubles *réflexes*.

—

Distinguons, tout d'abord, l'inflammation des

méninges de l'inflammation de la substance cérébrale — bien que les deux inflammations marchent de pair. Mais c'est l'une ou l'autre qui commence, et ce point de départ règle la marche de la maladie.

—

L'inflammation de la dure-mère se caractérise pas des douleurs pulsatives — espèces de coups de belier — avec engorgement considérable de la tête, des yeux, de la face. A mesure que la congestion augmente, la sensibilité diminue et il survient un état soporeux.

Le pouls est dur et plein.

—

Dans la méningite arachnoïdienne les douleurs lancinantes arrachent des cris perçants au malade. Les signes extérieurs de la congestion sont peu marqués, à part le brillant des yeux.

Le pouls est petit et serré.

—

Dans l'inflammation de la pie-mère et de la substance cérébrale, les douleurs sont sourdes, le pouls est plutôt lent, comme dans l'apoplexie, sans en avoir la dureté.

—

Le phénomène pathognomonique ou le délire, présente des différences selon l'extension de l'inflammation. Ainsi, quand celle-ci gagne des méninges au cerveau, le délire, au début, est violent; plus tard il dégénère en somnolence. La sensibilité est extrême, au point que le malade ne peut souffrir le moindre bruit, ni lumière..

—

Il y a des mouvements réflexes : resserrement des pupilles, vomissements.

—

La mort survient par paralysie cérébrale.

—

Nous nous bornons ici à cet exposé symptomatologique ; il suffira pour établir le traitement.

—

La congestion doit être levée par les saignées générales et locales, selon les *indicata*. Ainsi, quand le pouls est plein et dur, il faut ouvrir largement la veine; c'est dans ces cas que les anciens médecins instituaient la saignée de la jugulaire. De nos jours, on y a substitué l'artériotomie temporale.

—

Quant à ces deux modes de déplétions, nous devons dire que l'ouverture de la veine est la plus efficace, parce que le sang veineux est plus chaud que le sang artériel de un degré.

—

Quand le pouls est petit et serré, il faut saigner

afin de le détendre. La saignée doit se faire, dans ce cas, explorativement. Les contre-indications de la saignée sont : une fièvre essentielle ou larvée. (Voir plus haut.)

—

Ceci nous conduit à dire combien il est important de modifier l'état vital du cerveau ; la congestion n'explique pas tout, puisque, après la saignée, les troubles physiologiques persistent : délire, sensibilité et contractilité exagérés (douleurs, spasmes, convulsions).

—

La morphine est ici le modificateur contre la douleur.

P. Chlorhydrate de morphine, 20 granules (0.001)
Un granule de demi heure en demi heure jusqu'à sédation.

—

Contre le spasme (contraction des pupilles), on donnera l'hyosciamine.

P. Hyosciamine........ 20 granules (1/2 mill.)
Un granule toutes les heures, jusqu'à mydriase.

—

Le plus souvent, il faut administrer ces deux modificateurs à la fois, la contractilité ne pouvant se séparer de la sensibilité.

P. Chlorhydrate de morphine, 20 granules (0,001).
P. Hyosciamine............. 20 granules (1/2 mill.)
Un granule de chaque, jusqu'à sédation).

La mydriase est alors moins marquée, parce que les deux actions se contrebalancent.

—

Dès que la fièvre offre des rémissions, on aura recours à la quinine, à doses fractionnées ; de préférence l'hydro-ferro-cyanate.

P. Hydro-ferro-cyanate de quinine 20 granules (0,001).
Un granule toutes les demi heures.

—

Contre la rareté des urines et leur état ammoniacal ou le *brûlant*, on aura recours à la digitaline, qui fait tomber le pouls et la chaleur.

P. Digitaline........... 20 granules (0,001).
Un granule toutes les heures, jusqu'à dilatation des pupilles.

—

La digitaline est contre-indiquée dans la paralysie cérébrale, c'est-à-dire quand le pouls est petit, très fréquent, comme on l'observe chez les alcoolisés. Il faut alors recourir à l'acide phosphorique et au sulfate de strychnine.

P. Acide phosphorique.... 20 granules (0,001.)
P. Sulfate de strychnine... 20 granules (1/2 mill.)

De chaque un granule d'heure, en heure jusqu'à sédation.

—

Enfin, dans la forme adynamique, on donnera le camphre bromé.

P. Camphre bromé 20 granules (0,01).

Toutes les heures un granule, jusqu'à sédation, c'est-à-dire cessation du sub-délire et de la carpologie.

—

Tous ces moyens peuvent être indiqués à la fois : la morphine, contre l'insomnie et l'agitation ; l'hyosciamine, contre le spasme; le camphre bromé, contre l'état ataxique; la quinine, contre les redoublements ou accès ; l'acide phosphorique et le sulfate de strychnine, contre la paralysie. C'est au praticien à juger, d'après l'état des symptômes, quelles sont les combinaisons à faire.

—

Au début de l'encéphalite, il est utile de donner un catharto-émétique. On sait combien le tartre stibié en lavage est utile dans les plaies de tête.

—

Dans la méningite, on fera bien de recourir au calomel. Si l'on voit cependant que ce sel produit la stomatite mercurielle et une langue grise, saburrale, on en suspendra l'emploi pour recourir aux sels de Sedlitz.

—

Comme traitement local, au début, on fera appliquer de la glace sur la tête, des ventouses scarifiées ou des sangsues à la base du crâne, puis, un vésicatoire ou le séton.

—

MYÉLITE. — SPONDYLITE.

Les phénomènes prédominants sont ici l'exagération de la sensibilité et de la contractilité : le moindre attouchement de la peau est douloureux ; la plus légère pression sur la colonne vertébrale insupportable.

—

Il y a spasme du côté des voies respiratoires et intestinales.

—

Plus tard, surviennent la paralysie et la mort.

—

La réaction fébrile est moins intense que dans la méningite, et il y a absence de délire.

—

Le traitement consiste dans la saignée générale, d'après l'état du pouls, les sangsues, les ventouses, au besoin les caustiques ; dans l'emploi de la cicutine et de l'hyosciamine.

P. Cicutine....... 20 granules (1/2 mill.)
P. Hyosciamine... 20 granules (1/2 mill.)

Une granule de chaque, d'heure en heure, jusqu'à sédation.

—

La myélite se termine par paralysie à la suite de l'induration de la neuroglie ou tissu-conjonctif, qui comprime ainsi et atrophie les fibres et les corpuscules nerveux de la moëlle. On l'observe surtout dans la paralysie alcoolique et celle des aliénés; cette affection est sans ressource. On peut cependant l'empêcher de s'étendre par l'emploi des moyens indiqués plus haut : ventouses, caustiques, séton, cicutine, hyosciamine.

—

OPHTHALMIE.

L'ophthalmie ou inflammation des yeux, se caractérise par autant de symptômes différents qu'il y a de tissus engagés. Les phénomènes généraux sont : l'hyperesthésie ou spasme photophobique. Il y a également fièvre : continue, rémittente ou intermittente.

—

Quand c'est la conjonctive qui est primitivement atteinte, on a des symptômes catarrhaux et la sensation de grains de sable sous les paupières. Les émolliens et de légers purgatifs suffisent d'ordinaire. — S'il y a redoublement ou fièvre d'accès, on donnera, sans retard, l'hydro-ferro-cyanate de quinine.

P. Hydro-ferro-cyanate de quinine, 20 granules (0,001).

Un granule, de demi-heure en demi-heure, jusqu'à ce que le pouls et la chaleur soient tombés.

—

Dans l'inflammation de la sclérotique, il y a des douleurs tensives et une forte fièvre avec céphalalgie. Le réseau capillaire, très fin et formant autour de la cornée un cercle pénicillé, est le caractère anatomique de cette inflammation, qui permet de la distinguer de la conjonctivite, où le réseau est mobile, à mailles larges.

—

Le nerf optique participe à cette inflammation : d'où, la photophobie et le resserrement des pupilles.

—

Il faut agir avec énergie ; pratiquer des saignées déplétives et dérivatives ; en même temps, faire tomber le pouls et la chaleur animale par l'aconitine et la vératrine.

P. Aconitine........ 20 granules (1/2 mill.)
P. Vératrine.... ... 20 granules (1/2 mill.)

De chaque un granule, de demi-heure en demi-heure, jusqu'à sédation.

—

Contre la photophobie on emploiera la cicutine et l'hyosciamine.

P. Cicutine.......... 20 granules (1|2 mill.)
P. Hyosciamine....... 20 granules (1/2 mill.)

Toutes les heures un granule de chaque, jusqu'à mydriase.

—

Enfin, dès que la fièvre présente des rémissions, on donnera l'hydro-ferro-cyanate de quinine (comme dans la conjonctivite.)

—

On aura soin de tenir le corps libre au moyen des sels de Sedlitz.

—

Le même traitement s'instituera dans des ophthalmies profondes.

—

La négligence des malades à consulter le médecin à temps, fait que des ophthalmies passent à l'état chronique, où elles sont lentes à guérir et souvent incurables. La variété de ces affections organiques en a fait une spécialité. Les limites de ce manuel ne nous permettent pas de nous en occuper. Nous n'avons pu que donner l'état aigu au point de vue du traitement dosimétrique.

OTITES.

Les inflammations de l'oreille présentent des troubles nerveux qui dépendent du voisinage du cervelet et du lobe moyen du cerveau ; sous ce rapport, ces inflammations doivent être surveillées. Ainsi, il importe que les écoulements de l'oreille ne soient point brusquement supprimés par le froid ou des injections irritantes ; on aura soin, au contraire, d'y opposer la sécrétion artificielle d'un exutoire.

—

Au moindre trouble dans la coordination des mouvements ; on donnera l'hyosciamine et la cicutine ; elles auront également pour effet de calmer des douleurs vives, lancinantes qui, de l'oreille, retentissent dans la partie postérieure de la tête.

Inflammations angineuses et striduleuses.

—

Nous réunissons, sous titre, les inflammations angineuses et croupales. Le traitement doit avoir ici un triple bût.

1° Décongestionner et modifier la sécrétion de la muqueuse.

2° Lever le spasme et rétablir la déglutition et la respiration.

3° Faire tomber la fièvre et empêcher ses retours.

—

Pour la première indication : déplétions sanguines et révulsifs, gargarismes, cautérisations : en cas d'exsudation, plaques muqueuses, aphtes ou ulcérations.

Nous recommandons le gargarisme suivant :

P. Hydrate de chloral.
Chlorate de potasse, de chaque 10 grammes.
Eau commune .... 200 grammes.
Miel rosat.................. 60 grammes

—

Les cautérisations au nitrate d'argent doivent être préférées, comme étant instantanées. En cas d'hypérémie simple, on se servira d'une solution de sulfate de zinc ou d'alun.

—

Pour la deuxième indication ou dissiper le spasme, on recourra à la cicutine, qui ne produit point la sécheresse du gosier.

—

Pour la troisième indication, dès que la fièvre présente des rémissions, il faut agir dans le même sens au moyen de l'hydro-ferro-cyanate de quinine.

—

Quant à la trachéotomie, en cas de menace d'asphyxie, il faut pratiquer cette opération à temps.

—

Dans toutes les inflammations de l'arrière-bouche, il existe un état saburral qui nécessite l'emploi des sels de Sédlitz ; on en donnera, une ou plusieurs fois dans la journée, une cuillerée à café, dans un verre d'eau.

—

On ne perdra pas de vue la moëlle épinière — qui est fréquemment le point de départ des affections striduleuses —, prêt à appliquer des ventouses scarifiées ou des révulsifs, à la moindre sensibilité anormale.

Inflammations de la poitrine.

—

PLEURÉSIE. — PNEUMONIE.

Quoique, d'ordinaire, ces deux inflammations marchent de pair, il en est cependant d'elles comme des méningites et de la cérébrite : c'est-à-dire qu'il y a des symptômes différents selon que la plèvre ou le parenchyme pulmonaire sont particulièrement affectés.

—

Ainsi, dans la pleurésie, le pouls est petit, serré,

et il existe des points intercostaux lancinants.

—

Dans la pneumonie franche, le pouls est dur et plein.

—

Dans la pleuro-pneumonie, c'est le pouls pleurétique qui l'emporte sur le pouls pneumonique, à cause de la douleur.

—

De là, des premières indications : saignées larges dans la pneumonie ; saignée exploratrice dans la pleurésie. A mesure que le pouls se relève (ce qui équivaut à dire qu'on a dégagé l'état pneumonique), s'il devient dur et plein, il faut revenir à la saignée.

—

Cette règle ne comporte aucune exception ; pas même dans la pleuro-pneumonie typhoïde. Mais, immédiatement après la saignée, il faut donner les strychnées, parce qu'il y a engouement des poumons et que la paralysie de ces organes peut en être la conséquence mortelle.

—

Pour empêcher les douleurs intercostales, on immobilisera le thorax au moyen d'une ceinture ouatée, et on donnera au malade une position à demi-assise, afin que la respiration se fasse plus librement.

—

La chaleur restant très élevée, surtout dans la pleuro-pneumonie typhoïde (41° c.), il faut donner l'aconitine et la vératrine.

P. Aconitine....... .. 20 granules (1/2 mill.).
P. Vératrine .... 20 granules (1/2 mill.).

Un granule de chaque de quart d'heure en quart d'heure jusqu'à chûte du pouls et de la chaleur.

—

On tiendra le corps libre au moyen des sels de Sedlitz. Dans l'état bilieux, on donnera un catharto-émétique.

—

La médication que nous venons d'indiquer, doit se faire activement; il n'y a pas de temps à perdre, car l'épanchement peut se faire en quelques heures.

—

Nous n'avons pas parlé du traitement de la pneumonie par le tartre stibié à hautes doses, ainsi que par l'alcool, parce que nous avons voulu nous tenir sur le terrain de la médecine dosimétrique. C'est ou praticien à en juger.

—

Nous avons supposé également qu'on ait été assez

heureux de juguler la maladie au début, et qu'elle n'est pas entrée dans sa période organique.

—

Avec cette dernière, commence une série de misères contre lesquelles l'art est le plus souvent impuissant.

—

Ainsi, quant à la pleurésie, il existe des adhérences générales ou partielles qui brident le thorax et limitent les mouvements respiratoires.

—

Quant aux poumons, ils subissent divers degrés d'hépatisation, et une grande partie de leur parenchyme est perdu pour la respiration; de là, l'oppression, la dyspnée et la toux incessante, l'air ne pouvant pénétrer librement. A chaque instant, il se forme de nouvelles congestions autour des points pleuro-pneumoniques.

—

Quand l'oppression dépend d'un épanchement pleurétique, il faut se hâter de pratiquer la thoracocenthèse. Cette opération, tout-à-fait inoffensive quand on la pratique par aspiration, permet de vider, en une ou plusieurs fois, tout l'épanchement.

—

On ne perdra pas de vue que le poumon ayant

été comprimé, est plus ou moins paralysé et que, par conséquent, il faut le relever au moyen de l'arséniate de strychnine.

P. Arséniate de strychnine... 20 granules (1/2 mill.)

Un granule d'heure en heure, jusqu'à concurrence de 10 à 12 dans les vingt-quatre heures.

—

La respiration étant devenue plus libre, on donnera l'arseniate d'antimoine afin de favoriser l'hématocausie ou oxydation du sang.

P. Arséniate d'antimoine... 20 granules (0,001).

Six à huit granules par jour.

—

Quant à la toux persistante, qui fatigue beaucoup le malade, on donnera la narcéine ou la codéine, avec un looch blanc comme excipient.

P. Narcéine ou codéine... 20 granules (0,001).

Un granule toute les deux heures, avec une cuillerée à bouche de looch blanc.

—

D'ordinaire, il existe de l'apepsie, qu'on combattra au moyen de la quassine.

P. Quassine..... 20 granules (0,001).

Deux granules avant chaque repas.

—

De même on tiendra le corps libre au moyen

d'une cuillerée à café de sel de Sedlitz, le matin à jeûn, dans un verre d'eau.

—

Les vomiques, suite de pneumonie aiguë, sont rarement accompagnées de fièvre hectique. Il faut éviter de nouvelles congestions, tant par les moyens que nous venons d'indiquer, qu'en appliquant au besoin un caustique à l'endroit du foyer.

—

Dans les adhérences pleurétiques on fera faire la gymnastique des bras, afin d'amplier le thorax.

Inflammations du cœur.

—

PÉRICARDITE. — CARDITE. — ENDOCARDITE.

Ces inflammations se distinguent par un sentiment de pression et d'oppression, en arrière et à gauche du sternum; le pouls est petit, très fréquent, inégal, intermittent, jusqu'à la syncope, avec froid des extrémités.

—

Partons de là pour établir le traitement, lequel doit consister dans la saignée, qu'on répètera à mesure que le pouls se relève; surtout s'il y a pneumonie concommittante, comme cela arrive souvent.

—

Il importe de venir en aide au cœur au moyen des strychnées, principalement l'arséniate de strychnine, en même temps qu'on le calmera par la digitaline.

P. Arséniate de strychnine, 20 granules (1/2 mill.).
P. Digitaline............. 20 granules (1,001).

De chaque un granule, de demi heure en demi heure, jusqu'à ce que les pulsations se soient régularisées.

—

Si les douleurs rétro-sternales subsistent et irradient vers l'épaule gauche, on donnera la cicutine.

P. Cicutine.......... 20 granules (1/2 mill.).

Toutes les heures un granule, en alternant avec les précédents.

—

Quant à l'oppression ou dyspnée cardiopathique, qui est le prélude d'un épanchement, on y obviera par un large vésicatoire et l'emploi de l'hyosciamine, si la cicutine n'en a pas eu raison.

P. Hyosciamine....... 20 granules (1/2 mill.).

De demi heure en demi heure un granule jusqu'à sédation.

—

Une mixture éthérée, soulagera momentanément le malade.

P. Eau de melisse .... 60 grammes.
Teinture idem .... 15 grammes.
Sirop d'éther................ 30 grammes.

Toutes les demi heures, une cuillerée jusqu'à sédation.

—

Nous reviendrons plus loin sur les différents genres d'oppression ou dyspnée.

Inflammations de l'abdomen.

—

PÉRITONITE.

Par son intensité, la péritonite produit une sidération nerveuse, comme dans les brûlures étendues. Le pouls est petit, à peine sensible; le ventre distendu en pointe vers le nombril, douloureux au moindre toucher; la face grippée; les urines rares ou supprimées.

—

Dans la péritonite puerpérale ces symptômes existent au plus haut degré.

—

Le traitement interne ou général, consiste, avant tout, à relever la vitalité et diminuer la douleur et le spasme; on aura donc recours au sulfate de strychnine et l'hyosciamine.

P. Sulfate de strychnine 20 granules (1/2 mill.).
P. Hyosciamine......... 20 granules (1/2 mill.).

De chaque un granule, d'heure en heure, jusqu'à effet.

—

La réaction ne survient pas tout-à-coup, mais avec des alternatives de calme et de douleur, laissant un intervalle de quelques heures; on en profitera pour administrer l'hydro-ferro-cyanate de quinine.

P. Gan. Hydro-ferro-cyanate de quinine (20 granules (0,001).

Un granule d'heure en heure, jusqu'à sédation.

—

Si la chaleur s'élève rapidement (40,41° c.), on la ramènera à la moyenne physiologique par l'aconitine et la vératrine.

P. Aconitine.. .... 20 granules (1/2 mill.).
P. Vératrine............ 20 granules (1/2 mill.).

Un granule de chaque de demi-heure en demi-heure.

—

Quant au traitement local, il consistera dans la compression méthodique du ventre au moyen d'une ceinture ouatée, surtout l'épigastre, afin d'éviter l'espèce de mal de mer et les vomissements, comme on le pratique après l'ovariotomie. Il sera bien également, de placer un suppositoire opiacé dans l'anus pour empêcher les ténesmes. Ce sont la distension du ventre et les mouvements communiqués qui produisent surtout la douleur.

—

Cela n'empêchera pas de faire des frictions belladonnées et d'appliquer des sangsues, si c'est nécessaire : comme dans l'arthrite traumatique, où les douleurs se calment par l'immobilisation.

—

Contre l'insomnie et l'agitation, on donnera la morphine.

P. Chlorhydrate de morphine 20 granules (0,001).

Un granule d'heure en heure, à partir de 3 heures de relevée, jusqu'à propension au sommeil.

—

Le régime doit être sévère ; de temps en temps, on passera un lavement émollient.

—

GASTRITE AIGUE.

La douleur, continue, brûlante, lancinante de de l'épigastre, les vomissements incessants, la petitesse du pouls, les syncopes, les sueurs froides, rapprochent cet état symptomatique de celui de la péritonite. Cela prouve que toutes les tuniques de l'estomac sont atteintes à la fois.

—

Le traitement est le même : diète absolue, compression de l'épigastre, sangsues, frictions mercurielles et belladonnées, et, pour modificateurs internes, l'hyosciaminé et la morphine.

P. Hyosiamine.......... 20 granules (1/2 mill.).
P. Chlorhydrale de morph. 20 gran. (1-001).

Un granule de chaque, d'heure en heure, avec une potion mucilagineuse.

—

A l'état chronique, la gastrite engendre une foule de souffrances qu'on comprend sous les noms de *gastroses*, *gastralgies*, *gastrodynies*, *dyspepsies*. Nous y reviendrons.

—

NÉPATITE AIGUE.

Il en est de l'hépatite comme de la pleuro-pneumonie : c'est-à-dire qu'il existe, en même temps que l'inflammation de l'enveloppe séreuse, celle du parenchyme. Mais un élément se présente en plus : le spasme ictérique.

—

La douleur, tantôt lancinante, tantôt gravative, irradie au côté droit du sternum, vers l'épaule du même côté ; parfois même à la jambe. Il y a toux, vomissements et un état ictérique général. L'hypochondre est saillant et la matité de la poitrine s'étend au-delà de ses limites ordinaires.

—

Ici encore, c'est le traitement de la péritonite qui doit prévaloir. On se gardera des émétiques et des purgatifs. La seule boisson laxative, c'est le citrate de magnésie.

—

On dissipera le spasme hépatique par la cicutine et l'hyosciamine.

P. Hyosciamine....... 20 granules (1/2 mill.)
P. Cicutine........... 20 granules (1/2 mill.)

Tous les heures un granule de chaque, jusqu'à sédation.

—

Nous reviendrons sur l'hépatite chronique dans les articles *Diathèses* et *Dyspepsies*.

—

SPLÉNITE AIGUE.

Dans l'inflammation de la rate, comme dans celle du foie, il y a des douleurs lancinantes et des douleurs gravatives ; les unes irradiant du côté gauche du sternum à l'épaule de ce côté, les autres, vers l'estomac et le rein gauche : de là, les symptômes gastriques et néphritiques qui accompagnent la splénite aiguë.

—

La cicutine sera très utile contre l'engorgement

de la veine porte et les douleurs ; de même l'hydro-ferro-cyanate de quinine contre la fièvre d'accès. On connaît les idées de Piorry sur cette fièvre. Les deux agents que nous venons de nommer peuvent donc se combiner.

P. Cicutine........................ 20 granules (1/2 mill)
P. Hydro-ferro-cyanate de quinine. 20 granules (0,001)

Deux granules hydro-ferro-cyanate et un granule cicutine toutes les heures.

—

Nous reviendrons sur la splénite chronique à l'article *Diathèse*.

—

PANCRÉATITE.

Le pancréas étant analogue aux glandes salivaires, il survient, quand il s'enflamme, une *salivation* abdominale : de là, des selles laiteuses. Il existe, profondément dans l'épigastre, une douleur souvent accompagnée de vomissements.

La pathologie du pancréas est encore trop obscure pour qu'on puisse y asseoir un traitement rationnel. Les mêmes médicaments que pour la splénite sont cependant indiqués.

—

ENTÉRITE AIGUE.

L'inflammation de l'intestin, comme celle de

l'estomac, est déprimante de sa nature, c'est-à-dire qu'elle s'accompagne d'une sidération nerveuse et, quelquefois, d'un état algide. Le ventre est chaud, douloureux, ballonné. Les mouvements péristaltiques sont tumultueux et désordonnés : de là, les coliques et, souvent, l'étranglement interne ou *miserere*. Le pouls est serré, petit, la chaleur, prise dans le rectum, à 40° c. et au-delà.

—

La marche de la maladie est fort aiguë, pouvant se terminer par le gangrène et la mort ; il n'y a donc pas de temps à perdre.

—

Le traitement de l'entérite aiguë est celui de toute inflammation ; mais il y a, en outre, à dissiper le spasme et rétablir le cours normal des matières intestinales. L'atropine et l'huile de ricin conviennent dans ce double but.

P. Atropine..... 20 granules (1/2 mill.)

Un granule, d'heure en heure, dans une demi cuillerée à bouche d'huile de ricin au suc de limon, jusqu'à effet.

—

L'entérite chronique trouvera sa place à l'article *Dyspepsie*.

—

MÉSENTÉRITE. — MÉSOCOLITE. — ÉPIPLOÏTE.

Les replis du péritoine, à cause de leur laxité et de la couche cellulo-vasculaire qui leur est intermédiaire, ne présentent pas, quand ils s'enflamment, la tension qui fait que dans la péritonite pariétale il y a étranglement et un pouls serré, à peine appréciable. Aussi, ces inflammations sont-elles plus épanouies, pourrait-on dire. La douleur est plutôt gravative ; ordinairement il y a constipation, quelquefois aussi, ischurie.

—

Le traitement est le même que celui de la péritonite.

—

NÉPHRITE.

Ce qui distingue l'inflammation des reins, c'est la douleur brûlante, pungitive, gravative, allant des lombes jusqu'au bassin et, delà, à la partie interne des cuisses, avec rétraction des testicules. Le plus souvent, l'inflammation est unilatérale. Les urines sont rouges et chaudes. Il y a des vomissements, des coliques, du ténesme. La position du malade est d'autant plus pénible qu'il ne peut bouger sans éprouver des douleurs au point de lui arracher des cris.

—

Le traitement doit être en rapport avec cet état. Le grand sympathique étant principalement engagé, et, par conséquent, la température fort élevée (40-41° c.), il faut insister sur les bains prolongés, qui sont presque le seul milieu où le malade éprouve quelque soulagement, mais où il faut l'y installer de manière à soutenir les reins.

—

On ventousera profondément la région lombaire et on la serrera ensuite au moyen d'une ceinture ouatée, en ayant soin d'interposer entre elle et la peau un taffetas ciré, afin de retenir la transpiration et d'avoir une chaleur humide ; ce qui vaut mieux que les cataplasmes, qui se refroidissent vite.

—

On raffraîchira le malade au moyen des sels de Sedlitz, dans un thé de tilleul fort chaud : une demi cuillerée à café par tasse, et on administrera des granules de cicutine et d'hyosciamine.

P. Cicutine .... 20 granules (12 mill.).
P. Hyosciamine........... 20 granules (12 mill.).

Deux granules à la fois, de demi heure en demi heure, jusqu'à sédation.

—

En allopathie, on recommande l'usage du calomel

et de l'opium : nous ferons observer que le sel mercuriel échauffe et que l'opium constipe, c'est-à-dire ajoute à cet échauffement.

—

L'éréthisme nerveux et sanguin une fois abattu, il importe de rétablir, au plus tôt, la sécrétion urinaire : ce à quoi serviront la colchicine et la digitaline. La colchicine n'a pas les qualités irritantes du colchique et est un excellent succédané de la digitaline ; elle diminne l'état arthritique ou goutteux, qui est toujours lié à la néphrite. Il en est de même de la diathèse rhumatismale. Il ne faut pas perdre de vue que dans le néphrite il y a toujours urémie, et que c'est cette dernière qui détermine la chaleur brûlante propre à cette affection.

P. Colchicine............ 20 granules (0,001).
P. Digitaline............ 20 granules (0,001).

De chaque un granule, d'heure en heure, jusqu'à effet.

—

CYSTITE.

Il y a douleur brûlante à l'hypogastre, avec tuméfaction, tension et douleur augmentant à la pression. Les urines sont rares, chaudes, rouges, ammoniacales, avec dysurie, ischurie et même strangurie, ténesme du col de la vessie et de l'anus, constipation à un haut degré; des symptômes consensuels : vomissements, hoquet. Le pouls est dur, accéléré, et la température animale très élevée (40,41° c.). S'il y a complication de péritonite, il se produit de la sidération nerveuse : pouls petit, frissons, etc.

—

Il n'y a pas un moment à perdre : il faut des bains prolongés, des sangsues à l'hypogastre et au périnée, des fomentations aromatisées; une potion d'huile de ricin avec atropine ou hyosciamine.

P. Huile de ricin............. 15 grammes.
P. Atropine.................. 1 granule.

En une fois, et répéter la dose au bout d'une heure s'il est nécessaire.

—

L'inflammation abattue, on aura recours au carbonate de soude en boîsson et au benzoate de soude, afin de modifier la sécrétion de la muqueuse et d'accroître la proportion d'acide hyppurique dans les urines.

P. Benzoate de soude... 20 granules (0,01).

Un granule d'heure en heure avec une décoction de graines de lin.

Le ténesme vésicale persistant, on le combattra par la cicutine et l'hyosciamine.

P. Cicutine............ 20 granules (1/2 mill.).
P. Hyosciamine......... 20 granules (1/2 mill.).

Un granule de chaque, de deux heures en deux heures, jusqu'à effet.

—

OVARITE.

La douleur réside ici dans la région inguinale, de l'un ou l'autre côté, avec un gonflement circonscrit, douloureux au toucher. Comme il existe en même temps des troubles consensuels, tels que hoquet, vomissements, il peut en résulter des difficultés dans le diagnostic. La pression profonde permet de poursuivre cette douleur jusque dans la fosse iliaque. La femme éprouve un sentiment de chaleur dans le vagin, de l'ardeur d'uriner, des engourdissements dans la cuisse du même côté.

—

L'ovaritea une marche sourde, subaiguë, mais en se terminant par suppuration, elle donne lieu à la fièvre hectique.

—

Il faut combattre activement l'inflammation par les sangsues, les cataplasmes, les frictions mercurielles et belladonnées. On diminuera la fièvre par l'aconitine, et la sensibilité des organes sexuels par la cicutine.

P. Aconitine........... 20 granules (1/2 mill.)
P. Cicutine .... 20 granules (1/2 mill.).

De chaque un granule, d'heure en heure, jusqu'à effet.

—

Plus tard, on combattra la chloro-anémie par les ferrugineux : de préférence le lactate de fer.

P. Lactate de fer........... 20 gran. (0.01).

Deux granules, au commencement de chaque repas.

—

Comme il existe généralement de la dyspepsie, on y parera au moyen de la quassine.

P. Quassine............... 20 granules (0 001).

Six à huit granules par jour.
Ces deux moyens peuvent se combiner :
Deux granules lactate de fer, deux granules quassine.

—

MÉTRITE.

Douleur avec gonflement et tension à la région de la matrice, qui est douloureuse au toucher, chaleur et douleur dans le vagin quand on touche le museau de tanche, douleur en urinant et en allant à la garde-robe, ténesme, constipation opiniâtre, ischurie, quelquefois strangurie. — Symptômes consensuels : vomissements, hoquet.

—

Ici encore, il y a beaucoup de phénomènes de spasme. On combattra d'abord activement l'inflammation et on donnera la cicutine et l'hyosciamine (comme plus haut).

—

Il ne faut pas confondre la métro-péritonite avec la métrite franche. Dans la première, la lésion réside spécialement dans les veines utérines, et peut dégénérer, soit en septicémie, soit en pyoémie. Tout le ventre est distendu, ainsi que dans la péritonite, et il y a diarrhée séreuse fétide, comme lochiale. Le pouls est petit, très accéléré; la chaleur intense : 40,41° c., avec des frissons erratiques et des symptômes d'adynamie prononcés.

—

C'est contre cette fièvre qu'il faut diriger spécialement le traitement : vératrine, aconitine ; puis, soutenir la vitalité au moyen de la strychnine et du camphre bromé.

P. Arséniate de strychnine 20 granules (1/2 mill.)

Un granule, de demi heure en demi heure, jusqu'à concurrence de 10 à 12 entre le matin et le soir.

URÉTRITE.

Cette inflammation est très fréquente chez les jeunes gens, d'abord parce qu'ils ne savent se ménager, ensuite parce qu'ils sont obligés de cacher leur mal. Ce préjugé tend à disparaître et, grâce à un traitement mieux ordonné, une surveillance plus sévère sur les maisons de prostitution, la maladie perd, de jour en jour, du terrain.

—

Une autre cause de la ténacité de la blennorrhagie, et qu'il se produisait souvent des symptômes secondaires, c'est là confusion qu'on faisait, pour cette inflammation, entre elle et la syphilis. On sait les idées de Hunter à cet égard, lui qui, cependant, avait si bien précisé les caractères du chancre vénérien.

—

La blennorrhée aiguë peut s'étendre aux aînes et donner lieu à des bubons; mais ceux-ci sont volumineux, uniques, avec symptômes phlegmoneux, et non indurés, multiples, en forme de chapelet, comme les bubons syphilitiques.

—

L'inflammation peut gagner le corps de la verge

et produire ainsi les accidents les plus graves. Elle peut envahir les testicules, en suivant le trajet des canaux éjaculateurs et déférents. Il en est de l'orchite blennorrhagique comme des bubons non-syphilitiques : c'est-à-dire que la tuméfaction est phlegmoneuse. Le mal débute par l'épidydime. Le testicule syphilitique est dûr, quelquefois il s'ulcère et produit le chancre testiculaire. Nous reviendrons sur ce sujet à l'occasion de la diathèse syphilitique.

—

Le traitement sera antiphlogistique — surtout le repos le plus absolu. Quand l'inflammation sera dissipée, on administrera la digitaline et la cicutine.

P. Digitaline........... 20 granules (0,001).
P. Cicutine............. 20 granules (1/2 mill.).

De chaque un granule, d'heure en heure, avec tissane adoucissante.

—

Le camphre bromé calmera les érections.

P. Camphre bromé....... 20 granules (0,01).

Un granule toutes les demi heures, jusqu'à sédation.

TRAITEMENT DOSIMÉTRIQUE DES MALADIES DIATHÉSIQUES.

—

Les maladies diathésiques constituent des altérations de la nutrition. Elles se rattachent au maintien dans l'économie des matériaux de la dénutrition, ou de certains principes étrangers qui s'y sont accidentellement introduits et que le mouvement de décomposition n'a pu détruire ou expulser.

—

On voit que les causes des diathèses sont nombreuses; leur expression — ou l'état symptomatiqne — doit varier également.

—

Nous les distinguerons en deux catégories : les *diathèses normales*, c'est-à-dire dépendantes de produits existant normalement dans l'économie, et les *diathèses anormales*, dues à des principes étrangers : miasmes ou virus.

—

Dans la première catégorie se rangent les diathèses rhumatismale, arthritique ou goutteuse, bilieuse, etc.; dans la deuxième catégorie, les diathèses palustre, syphilitique, etc.

Diathèse rhumatismale.

—

Elle est due au froid humide, qui a suspendu la perspiration de la peau : c'est donc la matière de la sueur qui a été retenue.

—

D'après les expériences de Lavoisier et Séguin — qu'ont confirmé les expérimentations faites depuis — la quantité du fluide exhalé dans l'espace de 24 heures, par la transpiration insensible, est, au plus, de 5 livres, et au moins, de 27 onces et demie chez l'adulte, par une température moyenne.

—

Cette dernière quantité est encore énorme quand on songe que la sueur renferme divers sels : des chlorures de potasse et de soude, des phosphates et sulfates de soude et de chaux, des acides acétique, lactique, de l'acétate d'ammoniaque, et une matière animale volatile à laquelle la sueur doit son odeur forte et pénétrante.

—

Ces matières étant retenues dans l'économie, il

doit en résulter, quant aux sels calcaires insolubles — tel que le sulfate de chaux — des incrustations, comme le témoignent la rigidité des membres des rhumatisans.

—

Les acides gonflent les tissus blancs; et les matières azotées produisent des affections typhoïdes, comme il résulte des expériences de M. Cl. Bernard.

—

Quoique la diathèse rhumatismale ait pour lieu d'élection les systèmes musculaire et fibreux, elle peut atteindre tous les tissus et tous les organes, et produire ainsi des souffrances et des gènes très diversifiées.

—

Leur caractère est d'être en rapport avec les vicissitudes atmosphériques et de procéder par intervalles ou rémissions.

—

En dehors de ce caractère général, il n'y a pas de maladie, — soit aiguë, soit chronique, — dont le rhumatisme ne revète la forme.

—

A l'état aigu, la maladie débute par un frisson violent, suivi d'une réaction en proportion; tout le corps est enroidi, le pouls dur, la chaleur à 40 ou 41° c. ; les urines rares ou supprimées, etc.

—

Le danger de cette situation, c'est que le rhumatisme peut gagner le cœur, les muscles de la respiration, les poumons et leurs enveloppes, le cerveau et les méninges, les viscères abdominaux etc., avec tous les caractères pathognomoniques de ces affections.

—

Il faut donc, avant tout, décongestionner par la saignée générale — il n'y aurait que la forme adynamique qui fût une contrindication —, puis, immédiatement après, donner la vératrine pour faire tomber la chaleur.

P. Vératrine.... 20 granules (1/2 mill.)

Un granule, de demi heure en demi heure, jusqu'à contro-stimulisme.

—

C'est l'effet qu'on cherche à obtenir en allopathie par le tartre émétique à haute dose. Mais, de cette lutte l'estomac sort délabré, et la convalescence est fort longue.

—

Dans la forme cérébrale ou méningienne, on préconise le calomel. Nous ne prétendons par condamner ce remède, mais nous pensons que la méthode dosimétrique est plus sûre.

—

S'il en était autrement, verrions-nous en médecine une école expectante? L'homœopathie qu'est-ce? si ce n'est de l'expectation déguisée, c'est-à-dire un manque de franchise.

—

Les bains contribueront à produire la détente générale; de même que les boissons chaudes ou diaphorétiques.

—

L'acuïté de la maladie étant vaincue, la diathèse n'en persiste pas moins : voilà pourquoi la fièvre prend la forme d'accès. Il faut la combattre alors par la quinine, principalement l'hydro-ferro-cyanate.

P. Hydro-ferro-cyanate de quinine, 20 granules (0,001).
Deux granules à la fois, d'heure en heure, jusqu'à détente, c'est-à-dire la moîteur de la peau et la mollesse du pouls.

—

S'il existe une diathèse palustre, on donnera l'arséniate de quinine.

P. Arséniate de quinine... 20 granules (0,001).
Un granule d'heure en heure jusqu'à détente.

—

Contre la forme douloureuse et spasmodique,

on administrera la morphine et l'hyosciamine

P. Chlorhydrate de morphine, 20 granules (0,C01).
P. Hyosciamine............. 20 granules (1/2 mill.).

Un granule de chaque, d'heure en heure, jusqu'à sédation.

—

Enfin, contre la forme cardiaque, on prescrira la digitaline, conjointement avec l'arséniate de quinine; ou, en cas d'anémie, avec l'arséniate de fer.

P. Digitaline........... 20 granules (0,001).
P. Arseniate de quinine... 20 grauules (0.001).

Un granule de chaque, d'heure en heure, jusqu'à sédation.

P. Digitaline........... 20 granules (0,001).
P. Arséniate de fer...... 20 granules (0,001).

Un granule de chaque, d'heure en heure, jusqu'à concurrence de 6-8-10 par jour.

—

Reste l'indication de rétablir la transpiration insensible de la peau. A cet égard, nous ferons une remarque : dans les maladies aiguës la transpiration, soit provoquée, soit naturelle, est une simple évaporation qui a pour effet de rafraîchir le corps; aussi ne faut-il pas la pousser outre mesure, de peur d'affaiblir l'organisme et même de provoquer la cyanose. Dans les épidémies de choléra indien, nous avons vu se produire cet état.

—

Il n'en est pas de même de la transpiration

insensible, qui est une véritable sécrétion de la peau; c'est cette sécrétion qui a besoin d'être excitée, puisque c'est à sa suppression qu'est dû le rhumatisme.

—

Les préparations antimoniales seront ici très utiles, surtout l'arséniate d'antimoine.

P. Arséniate d'antimoine, 20 granules (0,001),
Dix à douze granules par jour.

—

Il en est de même des préparations sulfureuses, notamment le sulfure de calcium.

P. Sulfure de calcium .... 20 granules (0,01),
Une dixaine de granules par jour.

—

Les eaux thermales sulfureuses (Wiesbaden, Tœplitz, Aix-la-Chapelle, Warmbraun, Enghien, etc.) conviennent aux mêmes titres.

—

Le corps doit être tenu libre au moyen des sels de Sedlitz.

—

Le régime sera tonique. On ne couvrira pas trop le corps; on aura soin, au contraire, de l'endurcir par l'exercice et les frictions.

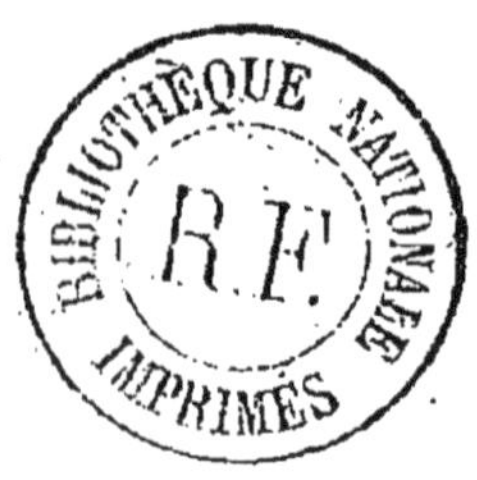

Diathèse arthritique ou goutteuse.

—

Cette diathèse se rattache à la retention dans le sang des principes de l'urine, principalement l'urée et l'acide urique : preuve, les transsudations et incrustations tophacées (urate de chaux).

—

C'est donc le système rénal qui est frappé de torpeur ; de là, un point essentiel : c'est de ne point affaiblir les goutteux. Sans doute il faut tenir compte de l'irritation générale ; mais entre tonifier et irriter la distance est grande.

—

Comme dans le rhumatisme aigu — qui attaque également les articulations — le danger est dans la répercussion ou le déplacement de la goutte. Des accidents mortels peuvent en être la conséquence.

—

C'est la goutte qui cesse d'être périphérique, c'est-à-dire d'attaquer les articulations, pour se porter sur les organes internes. Et par ce mot *goutte*, on sait maintenant ce qu'il faut entendre.

—

Dans la goutte aiguë, c'est l'aconitine qui calme le mieux la douleur et fait tomber la fièvre.

P. Aconitine............. 20 granules (1/2 mill.)

Un granule, de demi heure en demi heure, jusqu'à sédation.

—

L'aconitine excite la sécrétion rénale et hâte ainsi l'élimination des principes uratés. Quand l'accès de goutte se prépare — comme au moment de son explosion — les urines sont claires. Ce n'est que vers la fin de l'accès qu'ils se chargent. Dans le même but on associera à l'aconitine la colchicine et la digitaline.

—

P. Aconitine........... 20 granules (1/2 mill.).
P. Colchicine........... 20 granules (0,001).
P. Digitaline............ 20 granules (0,001).

De chaque un granule toutes les heures, c'est-à-dire jusqu'à diurèse.

—

Il ne faut pas chercher à extirper la goutte (ce qui est impossible, puisque c'est une disposition constitutionnelle) ; il ne faut pas non plus l'abandonner à elle-même, mais la combattre rationnellement, physiologiquement, et non d'une manière empirique.

—

Il existe généralement chez les goutteux de l'apepsie, soit qu'ils aient abusé des plaisirs de la table, soit que la goutte ait amené un certain degré de gastrite. Ici encore, il faut agir avec la plus grande prudence et rejeter tous ces prétendus stomachiques, qui ne font que répandre l'huile sur le feu. Un régime sobre et régulier (et par le mot sobre nous n'entendons pas un régime d'anachorète), voilà ce qui convient le mieux aux goutteux. En cas de flatulences, on peut avoir recours à la rhubarbe et la magnésie. On se trouvera également bien de l'emploi de la quassine et de la jalapine. Deux granules à chaque repas.

Comme suite de la diathèse goutteuse, le sang s'altère et un état anémique plus ou moins marqué, se prononce. Cela a surtout lieu si on a abusé des saignées et de la diète. Il faut alors combiner la digitaline et l'arséniate de fer, comme dans le rhumatisme chronique. (Voir plus haut.)

Diathèse choléémique.

Les matériaux de la bile sont : une résine et un principe colorant, de la soude, des phosphates de chaux et de soude, de l'hydro-chlorate de soude, de la cholestérine (qui est de la nature des corps gras).

—

En outre, le foie contribue à la crase sanguine : on connaît la théorie sur la destruction des globules rouges dans la rate et le transport, dans le foie, de la matière colorante, pour servir, en partie à colorer la bile, en partie à constituer l'écorce des globules sanguins nouveaux.

—

Toujours est-il que, de tous les facteurs hématiques, le foie est le plus puissant. La soude de la bile sert à la digestion, ainsi que l'hydrochlorate qui fournit l'acide chlorhydrique au suc intestinal, laissant également une partie de soude libre. Quant aux matières grasses, celles qui ne servent pas à la combustion respiratoire sont entraînées avec la bile, sous forme de cholestérine ou de cholestérate. Leur prédominance donne lieu aux calculs biliaires.

—

Voilà le fond de la physiologie hépatique. Nous parlerons ailleurs de la conversion du glycogène en sucre (voir *Diabète*).

—

On comprend ce qui doit arriver quand le foie

ne secrète plus, ou en quantité insuffisante, soit par torpeur, soit par atrophie ou dégénérescence (cirrhose). D'abord la digestion intestinale est troublée et, par une espèce de cercle vicieux, devient cause de dyscrasie.

—

Ensuite les matières résineuses, colorante et cholestériques, restées dans le sang, finissent par imprégner tous les tissus. De là, ce teint de vieil ivoire de la peau et son état huileux. C'est le caractère des hypochondriaques ou des grandes génies; mais on sait que ces derniers sont toujours plus ou moins maniaques.

—

Quoiqu'il en soit, dans la diathèse choléémique il y a d'abord à parer à la torpeur du foie (nous supposons qu'il n'y ait point de lésion organique). La quassine, en tant que se rapprochant des strychnées, sera très utile.

P. Quassine............. 20 granules (0,001).
Deux granules au commencement de chaque repas.

—

On peut également avoir recours à la caféine ou à ses sels : citrate, arséniate. On sait que Liebig a prétendu que le café augmente la quantité de taurine dans la bile. C'est le motif pour lequel on interdit souvent cette boisson aux bilieux ; mais il y a bilieux et bilieux : les uns par excès de bile, les autres par défaut (ce qui est le propre de la choléémie). La caféine ou ses sels conviendront d'autant plus, que dans la choléémie il y a généralement migraine ou hypérémie nerveuse. A ce titre surtout, la caféine est indiquée.

P. Caféine ou citrate de caféine. 20 granules (0,001). Une dixaine de granules par jour.

—

Dans les cachexies, on se servira de l'arséniate de caféine.

P Arseniate de caféine.. 20 granules (0,001). Huit à dix granules par jour.

—

En entretiendra la liberté des garde-robes par les sels de Sedlitz : une cuillerée à café, le matin à jeûn, dans un verre d'eau. Le régime sera rafraîchissant, acidulé.

Diathèse paludéenne.

—

Elle est déterminée par l'absorptiou du miasme palustre. On connaît les expériences du médecin américain Salisbury sur les vapeurs des marais. Il y a constaté des vibrions, et il a déterminé des fièvres intermittentes artificielles en faisant respirer ces vapeurs à des individus se trouvant dans des localités où ne régnait point la fièvre intermittente, soit endémique soit épidémique.

—

Ces microzoaires agissent-il à l'instar des cryptogames vénénenx? On serait tenté de le croire. Toujours est-il qu'il y a une profonde dépression de la vitalité, et souvent des déjections par haut et par bas, comme dans le choléra indien.

—

Ce sont surtout le foie et la rate qui subissent la première atteinte de ces empoisonnements; d'où l'on peut conclure que la diathèse palustre est, à proprement parler, une choléémie et une spleenémie avec déglobulisation du sang.

—

Nous n'avons plus à nous occuper ici des fièvres intermittentes larvées ou pernicieuses. Le sang étant particulièrement attaqué, c'est sur ce fluide qu'il faut agir, au moyen des arséniates. Ainsi on commencera par l'arséniate de strychnine, afin de réveiller le foie et la rate de leur torpeur.

P. Arséniate de strychnine 20 granules (1/2 mill.)
Cinq à six granules par jour.

—

Contre les engorgements du foie et de la rate on prescrira l'arséniate de soude.

P. Arséniate de soude .... 20 granules (0,001).
Sept à huit granules par jour.

—

S'il existe une diathèse rhumatismale, on donnera l'arséniate d'antimoine.

P. Arséniate d antimoine. 20 granules (0,001).
Sept à huit granules par jour.

—

Si, au contraire, il y a diathèse arthritique, goutteuse, on associera à l'arséniate de fer la digitaline et la colchicine.

P. Arséniate de fer..... 20 granules (0,001).
P. Digitaline.......... 20 granules (0,001).
P. Colchicine......... 20 granules (0,001).
De chaque un granule, trois à quatre fois dans la journée.

—

Souvent il existe des névroses ou névralgies, ayant leur point de départ dans le grand sympathique ou la moëlle épinière : on donnera dans ces cas l'hyosciamine et de la cicutine.

P. Hyosciamine...... 20 granules (1/2 mill.)
P. Cicutine.... .... 20 granules (1/2 mill.)
Un granule de chaque, à deux heures d'intervalle, jusqu'à sédation.

Diathèse syphilitique.

On a présenté la syphilis constitutionnelle comme une espèce de Protée, pouvant revêtir toutes les formes morbides. Cela est vrai, dans ce sens qu'il s'agit d'une altération du sang. Mais en dehors de cette condition, il y a des signes propres à la syphilis constitutionnelle qui font penser à ce beau vers de Racine :

« C'est Vénus tout entière à sa proie attachée ! »

Qu'est-ce que le virus syphilitique? Nous l'avons déjà dit ; nous n'en savons rien. D'autres maladies virulentes — telle que la variole — laissent apercevoir au microscope des sporules ou espèces de spermatozoaires, qui permettent de comprendre la transmission de la maladie par voie d'inhalation ou d'absorption ; mais il n'en est pas de même du virus syphilitique. Ce qu'on sait aujourd'hui, c'est que le chancre est la forme primitive et unique de la contagion, et son caractère pathognomonique : l'induration.

C'est cette forme qui se reproduit dans la plupart

des accidents secondaires : ainsi le testicule vénérien est induré ; de même les ganglions lymphatiques qui forment ce qu'on nomme des *chapelets*. La forme phlegmoneuse est accessoire ou incidentelle.

—

Il en est de même encore pour la plupart des tissus, qui s'atrophient et se ratatinent.

—

Les ulcères présentent ce caractère : d'être taillés à pic ou comme à l'emporte-pièce.

—

Les os également, subissent la dégénérescence atrophique : tantôt ils se ramollissent, tantôt ils se dessèchent ou se nécrosent.

—

Les organes internes ne sont pas à l'abri de la diathèse syphilitique : ainsi du cerveau, dont la sphère d'action se rétrécit manifestement. Quelque fois il y a des troubles mentaux ou bien des convulsions. Est-ce parce que souvent les vénériens ont abusé des plaisirs de l'amour ? Mais il y a d'innocentes victimes qui reçoivent la contagion par voie d'hérédité.

—

C'est surtout sur la peau que la diathèse syphilitique étale son luxe d'efflorescence : les formes les plus générales sont celles : 1° de roséole, laquelle se différencie de la roséole ordinaire, par l'absence de symptômes précurseurs ou prodromes, ainsi que par sa coloration foncée et persistante ; 2° de papules (érythème papuleux) ; 3° de bulles (pemphigus, rupia syphilitiques) ; 4° de pustules ; 5° de squammes et plaques chromateuses (lèpre, pityriasis versicolor, nigra) ; 6° de tubercules (lupus).

—

Toutes ces affections, quand elles *s'ouvrent*, donnent lieu à des ulcérations à pic, le plus souvent rongeantes ou serpigineuses, comme le chancre primitif, d'où elles émanent ; car on ne saurait admettre d'autre symptôme primitif. Les blennorrhagies dites syphilitiques, sont dues à la muqueuse enflammée, contenant un chancre dans ses replis.

—

Nous arrivons au traitement de la diathèse syphilitique. Et ici se présente, avant tout, une question : Faut-il employer le mercure dans les accidents secondaires et tertiaires ? Les praticiens ne sont pas d'accord sur ce point ; mais de deux choses l'une : ou le mercure n'est pas nécessaire du tout, ou il faut l'employer dans les manifestations de la maladie, quelles qu'elles soient.

—

C'est cette conduite qui est la plus sage; ceux qui sont frappés de la diathèse syphilitique n'ont jamais fait de traitement régulier; il n'y a donc aucun motif de ne pas le recommencer.

—

Quant aux préparations, il faut prendre, de préférence, les iodures : de mercure, de potasse, de soude, d'arsenic, de fer, de manganèse, parce que ce sont ces médicaments qui s'adaptent le mieux à l'état constitutionnel.

—

Ainsi, dans la forme syphilitique, les proto et deuto-iodures de mercure (iodure mercureux et iodure mercurique).

P. Proto-iodure de mercure............. (0,001).
ou : Deuto-iodure.... .... (1/2 centigramme).
Huit à dix granules par jour, avec une tisane de salsepareille et douce-amer.

—

Y a-t-il dyscrasie profonde on recourra à l'iodure d'arsenic.

P. Iodure d'arsenic..... 20 granules (0.001).
Six à huit granules par jour, avec du vin de Colombo pour excipient.

—

Les iodures de fer et de manganèse sont indiqués quand il y a anémie.

P. Iodure de fer.......... 20 granules (0,01).
P. Iodure de manganèse... 20 granules (0,01).
De chaque six à huit granules par jour, avec du vin de quinquina pour excipient.

—

Ceci se réduit à dire que, tant que la forme syphilitique n'a pas disparu, il faut insister sur les mercuriaux, mais qu'à partir de ce moment, on doit s'adresser aux reconstituants.

—

Ce que nous venons de dire de la diathèse syphilitique nous dispense de parler de la diathèse dartreuse, qui puise, le plus souvent, sa source dans une syphilis mal éteinte; aussi les diverses formes de la première se rencontrent-elles dans la seconde. A part le mercure, dont l'intervention peut être ici indécise, les reconstituants sont également indiqués.

Diathèse scrofuleuse.

—

Il en est, peut être, de la diathèse scrofuleuse comme de la diathèse dartreuse : c'est-à-dire que c'est une *syphilis retournée;* seulement, tandis que la dartre s'attaque surtout au tissu épidermique, la scrofule trouve son terrain dans la couche lymphatique des tissus. Il se forme ainsi des engorgements ou tumeurs dures, indolentes, qui se ramollissent et donnent lieu à un travail d'abcédation tout-à-fait spécial, dans ce sens que le pus est acide, grumelé et que les cicatrices sont épaisses, comme cartilagineuses et adhérentes.

—

L'acidité des sécrétions des scrofuleux est caractéristique : ce sont les acides lactique et butyrique qui y prédominent; on dirait qu'ils ont du lait de beurre dans le sang. Ceci explique le caractère des engorgements et des ulcérations, même des os, qui sont mous, spongieux.

—

Toutes les inflammations se ressentent de cet état : ainsi les ophthalmies scrofuleuses sont, de toutes, les plus rebelles et qui entraînent le plus souvent la perte de la vue.

—

Le traitement qui s'applique le mieux à cet état constitutionnel c'est celui par les iodures alcalins. On y associera les huiles animales, non-seulement à titre d'aliment respiratoire, mais d'altérant.

—

Au même titre conviennent l'acide arsénieux et

les arséniates dans les scrofules de la peau : eczéma, rupia etc.

—

Dans les scrofules osseuses on donnera l'acide phosphorique et les hypophosphyte, de chaux de soude.

P. Acide phosphorique............ 20 granules (0,001.)
P. Hypophosphyte de chaux....... 20 granules (0,01.)
De chaque dix à douze granules par jour.

—

Dans les inflammations scrofuleuses, contre les douleurs, on donnera la cicutine, l'hyosciamine, l'iodhydrate de morphine, comme dans les ophthalmies du même genre.

P. Cicutine............... .... 20 granules (1/2 mill.)
P. Hyosciamine.... .... 20 grannles (1/2 mill.)
P. Iodhydrate de morphine.. 20 granules (0,001.)
De chaque un granule, trois ou quatre fois par jour.

—

Enfin, contre l'anémie, on donnera l'iodure de fer et l'iodure de manganèse.

P. Iodure de fer.......... .. 20 granules (0 01.)
P. Iodure de manganèse...... 20 granules (0,01.)
De chaque un granule, trois ou quatre fois dans la journée — avec du vin gingembre comme excipient, bien de cannelle ou d'écorce d'orange, selon l'âge.

Diathèse tuberculeuse.

—

De ce que dans la syphilis constitutionnelle et la scrofule il y a des tubercules, il ne faudrait pas conclure que la phthisiose puise également son origine dans cette source impure. Rarement, en effet, le phthisique présente les éruptions cutanées qu'on observe dans ces premières maladies, et quand elles ont lieu, elles sont antagonistes de la phthisie, au point que cette dernière à souvent pour point de départ la suppression d'une dartre. On ne saurait en dire autant des dartres syphilitiques et scrofuleuses, qui ont l'air de se semer.

—

Chez le phthisique on n'observe pas également les traits empâtés du scrofuleux, ni les articulations gonflées, ni l'alopécie ; au contraire, il y a dans sa conformation quelque chose d'élégant ou d'aristocratique : des traits expressifs, une chevelure abondante, une taille élancée, des mains à la Van Dyck. Au reste, rien d'humoral dans cette maladie : ni acessence ni alcalinité des humeurs.

—

On a invoqué un virus spécial ; mais où en est la

preuve? Est-ce parce qu'on a fait manger à des animaux sains des matières tuberculeuses, et qu'à la suite ils ont été pris de tubercules, qu'il faut admettre la contagion tuberculeuse?

—

Le célèbre Léannec est mort phthisique et, comme les phthisiques en général, il a attribué sa maladie à une circonstance accidentelle : celle de s'être blessé au doigt dans l'autopsie d'un tuberculeux. Évidemment, cela ne prouve rien.

—

Combien de fois n'arrive-t-il pas que la cause de la phthisie est morale : le chagrin, une inclination contrariée, etc.? En y songeant bien, on voit que le point de départ c'est le système nerveux cérébro-spinal qui, le premier, est en jeu : les digestions languissent, la chylose se fait mal, le sang s'appauvrit de ses globules rouges, etc.; peu à peu les symptômes de la phthisie apparaissent : l'amaigrissement, la toux, sèche d'abord puis muco-tuberculeuse, les sueurs colliquatives, la fièvre hectique, avec ses frissons erratiques, etc. Rien de tout cela n'existe chez les scrofuleux.

—

La phthisiose rentre plutôt dans la catégorie des

maladies dyscrasiques : on peut admettre un appauvrissement du sang quant à ses globules rouges, et la transformation des globules blancs en granulations grises, l'hypertrophie de ces derniers et enfin leur transformation calcaire ou graisseuse. Nous renvoyons au répertoire pour de plus amples développements de cette théorie, n'ayant à considérer ici la phthisiose qu'au point de vue du traitement.

—

Nous laissons de côté les phthisioses suite d'affections morales, qui se soustraient aux ressources de l'art, parce que les maladies de l'âme sont plus profondes, plus tenaces que celles du corps. Nous supposons un phthisique qui s'ignore lui-même — car c'est l'heureux attribut de cette maladie de ne pas inspirer d'inquiétude à ses victimes — : que faut-il chercher avant tout? à amender le sang, à dissiper la chloro-anémie. Pour cela, il faut un bon régime, une éducation gymnastique et les hématocausiques; de préférence les arséniates.

—

Nous sommes de l'avis du docteur Papillaud — qui s'est, en quelque sorte, inféodé le traitement arsénical — : c'est qu'il faut instituer ce traitement plutôt préventivement que curativement, c'est-à-dire que la phthisie confirmée — à moins d'être limitée et alors elle peut bien donner lieu à des irritations locales mais non aux phénomènes de consomption — ne se guérit plus.

—

Pour résumer le traitement de la phthisiose nous dirons : Traitement arsénical contre la dyscrasie : arséniate d'antimoine, de fer, de quinine, de strychnine, selon les indications.

—

Ainsi, contre la dyscrasie elle-même, l'arséniate d'antimoine.

P. Arséniate d'antimoine... 20 granules (0,001).
Cinq à dix granules par jour.

—

Contre la chloro-anémie, l'arséniate de fer.

P. Arséniate de fer..... 20 granules (0,001).
Cinq à dix granules par jour

—

Dans les insuffisances respiratoires ou asthme symptomatique des phthisiques, l'arséniate de strychnine.

P. Arséniate de strychnine... 20 granules (0,001).
Un granule d'heure, en heure jusqu'à sédation.

—

L'arséniate de strychnine, dans ces cas, agit également sur l'estomac, car chez les phthisiques, par suite de la torpeur du pneumo-gastrique, il y a également torpeur de l'estomac.

—

Vient le chapitre des calmants : généralement — il faut bien le dire — dans la phthisie, on abuse des narcotiques. Sans refuser aux malades cette suprême consolation, nous pensons qu'il faut en être très sobre. Le calme viendra plutôt des reconstituants que des stupéfiants : car, que fait-on avec les narcotiques? on suspend le travail organique, mais on n'arrête pas la maladie.

—

Certains calmants peuvent cependant être utiles : nous citerons surtout les cyanures : on sait que Magendie préconisait l'acide cyanhydrique. Nous recommandons le cyanure de zinc. Ce médicament a été vanté dans les névroses, surtout celles de l'estomac; or, qu'est-ce que la toux des phthisiques si ce n'est une névrose du pneumo-gastrique? On combinera le cyanure de zinc avec la codéine, la narcéine ou l'iodoforme.

P. Cyanure de zinc.. 20 granules (0,001).
P. Codéine.......... 20 granules (0,001).

De chaque un granule tous les heures, avec un looch blanc pour excipient.

P. Cyanure de zinc...... 20 granules (0,001).
Narcéine............. 20 granules (0,001).

De chaque un granule d'heure en heure dans un looch.

P. Cyanure de zinc...... 20 granules (0,001).
P. Iodoforme........... 20 granules (0,001).
De chaque un granule, d'heure en heure, dans un looch.

Diathèse ostéodyscrasique.

—

RACHITISME, OSTÉOMALAXIE.

Ces deux maladies doivent être distinguées l'une de l'autre, quoique toutes deux tendent à la même fin : le ramollissement des os. Mais l'une est une maladie de croissance, l'autre, un détournement des éléments nutritifs : c'est-à-dire que le rachitisme s'attaque à l'enfance et l'ostéomalaxie à l'âge adulte — principalement chez la femme, par suite de la nature de ses fonctions.

—

Le rachitisme s'entend du ramollissement des os eu voie de formation. On comprendra la gravité de cette affection quand on se rappellera que le système osseux, dans le jeune âge, contribue, pour une grande part, à la globulisation du sang.

—

C'est le système organique qui, à cet âge, est le

plus actif; c'est là que le sang se porte en plus grande abondance; c'est donc là que les globules blancs de ce liquide et l'oxygène de l'air se trouvent le plus en rapport; par conséquent où s'opère l'hématocausie avec une abondance d'autant plus grande que les os sont plus jeunes; aussi le sang est-il plus riche en globules rouges à la sortie des os qu'à son entrée.

—

Et qu'on remarque que ceci n'est pas une vue de l'esprit : chez l'enfant, le parenchyme osseux est en activité quand la plupart des autres tissus dorment encore.

—

Les injections des os jeunes font voir, au reste, combien leur tissu est riche en vaisseaux sanguins; c'est à tel point, que les veines y forment des sinus ou diverticulums.

—

Pratiquement, il suffit de savoir que dans le rachitisme il y a chloro-anémie : c'est donc à reconstituer le sang qu'il faut tendre avant tout. Le phosphate de fer est indiqué ici, de préférence à toute autre préparation ferrugineuse.

P. Phosphate de fer....... 20 granules (0,01).
Six à huit granules par jour.

—

En même temps, on donnera l'huile de foie de morue. Les enfants appètent cette huile d'instinct. On sait également avec quelle avidité les Lapons, les Samoïèdes, les Groenlandais et toutes les populations perdues des pôles, la boivent. Comment, sans cela, résisteraient-ils à la rigueur de leur climat?

—

Pour la reconstitution du tissu osseux on pourra avoir recours à la poudre zootrophique du Dr Giovanni Polli, de Milan. — L'homme doit faire par science ce que l'animal fait d'instinct : or, on sait que les femelles des gallinacés, au moment de la ponte, recherchent les substances calcaires. Certaines femmes grosses mangent de la terre — on dit que c'est une perversion de l'appétit; il n'en est rien: c'est l'instinct qui porte la femme à faire provision de matières siliceuses et terreuses. La poudre du Dr Giovanni Polli est décrite dans le Répertoire, ainsi que la manière de s'en servir. Nous y renvoyons le lecteur.

—

L'ostéomalaxie est également caractérisée par un ramollissement des os, mais c'est un détournement des sels calcaires par un autre travail organique, par exemple, la lactation, ou une sécrétion urinaire viciée. Les urines se troublent et contiennent une énorme quantité de phosphate calcaire. Les os, ramollis, se gonflent et le périoste, distendu, donne lieu à des douleurs ostéocopes très violentes. — Il faut parer à ces dernières par les narcotiques, principalement la cicutine, qui a une action régularisatrice très marquée sur les sécrétions. En même temps, on donnera la poudre du Dr G. Polli.

—

Si les urines se chargent d'albumine, (ce qui arrive par la disparition des sels dans le sang,) il faut les lui restituer au moyen des sels de soude et de potasse ; mais surtout par un régime salé.

———

Diathèse scorbutique.

—

Cette diathèse est due à une altération du sang et au gonflement des tissus, principalement des tissus muqueux et musculaire. Un état d'engourdissement, l'aversion pour l'exercice actif, des taches livides sur et dans différentes parties du corps, la rougeur, la mollesse, la tuméfaction, la fongosité et le saignement des gencives, la fétidité de l'haleine, la disposition aux hémorrhagies passives et aux ulcérations fongueuses, une débilité générale, voilà les signes qui caractérisent cette affection, qu'on remarque à bord des navires mal aménagés et mal approvisionnés, dans les villes assiégées, sous des climats froids et humides, toutes circonstances négatives, qu'augmentent encore les affections morales tristes et les fatigues excessives.

—

On sait que les muscles sont les principaux producteurs de la chaleur et de l'électricité animales; de là, une nouvelle source de dépression vitale quand ces organes sont ramollis et incapables d'agir. — *Caro potens*, comme disait Moïse, le grand hygiéniste du peuple Hébreu.

—

Reconstituer la chair et le sang, voilà donc la principale indication dans la diathèse scorbutique. On y parviendra par des aliments frais, surtout des légumes et les acides végétaux. Dans la guerre de Crimée, les Anglais échappèrent au scorbut grâce au jus de limon et à leurs conserves; les soldats français trouvèrent, pendant quelque temps, une ressource dans le pissenlit *(Leontodon taraxacum)*,

« la plus ubiquiste peut-être — comme dit Gubler — de toutes les espèces végétales, qui croît dans les cinq parties du monde, partout où l'homme a porté ses pas ». C'est un tonique stomachique et également un diurétique, comme l'indique son nom français. Or, dans le scorbut il y a des principes azotés surabondants, qu'il s'agit d'éliminer, parce que ce sont eux qui donnent à l'affection sa forme ataxique ou adynamique.

—

Comme moyen thérapeutique, les ferrugineux et les acides minéraux conviennent : on donnera donc le lactate de fer et la pepsine.

P. Lactate de fer...... (0,01).
P. Pepsine pure....... (0,01).
De chaque 2 granules au moment des repas.

—

On a reproché au sel commun ou chlorure de sodium, de produire le scorbut et, partant, on a voulu exclure ce précieux condiment du régime des scorbutiques; c'est une grave erreur. Nous ne disons pas que les salaisons, par leur usage prolongé, ne puissent avoir ce résultat; mais cela tient à ce que le sel se combinant avec les substances albuminoïdes, celles-ci sont entraînées quand on dessale ces aliments pour l'usage culinaire. Les viandes salées qu'on mange crues, comme celles d'Anvers, d'Hambourg, ne présentent par cet inconvénient. Ajoutons que les vivres conservés par salaison sont souvent altérés au moment où l'on s'en sert.

—

Quant à l'action physiologique du chlorure de sodium, beaucoup de physiologistes admettent que c'est en fournissant de l'acide chlorhydrique aux sucs de l'estomac. A ce titre, il faut donc ne pas en priver les scorbutiques.

Diathèse analbuminosique.

—

La diathèse analbuminosique se rapproche de la diathèse scorbutique dans ce sens qu'il s'agit également d'un appauvrissement du sang de ses éléments salins et albuminoïdes.

—

Il y a une expérience fort curieuse du professeur Kierulff, qui fait voir qu'en injectant de l'eau dans le sang, les urines deviennent bientôt albumineuses à mesure que les sels disparaissent.

—

Le sel est donc nécessaire pour tenir l'albumine

à l'état de combinaison ; notamment le chlorure de sodium.

—

Ce sont les reins qui sont particulièrement chargés d'éliminer l'albumine; de là, les maladies granuleuses et albumineuses propres à ces organes. (Maladie de Bright.)

—

La sérosité des hydropisies ou infiltrations, est peu dense, très ténue et contient de l'urée, parce que la sécrétion rénale est suspendue, en même temps que le sang est privé de ses sels et de son albumine. La transpiration est également enrayée; s'il y a des sueurs, elles ne sont que partielles.

—

Enfin, la peau prend un aspect et une teinte jaune particulièrs qui prouvent que les fonctions du foie sont altérées.

—

Il suit de là que la diathèse analbuminosique résume tous les autres diathèses à éléments normaux.

—

Nous laissons de côté l'albuminurie aiguë qui nécessite les moyens antiphlogistiques, comme la néphrite elle-même : bains généraux, calmants, etc. (*Voir Inflammation des reins*).

—

Quand à la diathèse elle-même, il faut agir d'abord sur le sang par les acides et les sels minéraux et un régime analeptique. L'acide arsénieux et les arséniates conviennent ici particulièrement; ou les associera à divers alcaloïdes, selon les indications.

—

Ainsi, contre la diathèse, on donnera l'acide arsénieux, parce que, par ce moyen, on ralentit le mouvement de décomposition qui est en excès chez les analbuminosiques, et qu'on active, au contraire, le mouvement de composition. L'acide arsénieux fait, en outre, tomber l'hypérémie ou la fièvre cachectique. L'embonpoint revient parce qu'il y a une consommation moindre d'aliments respiratoires ou hydrocarbonés.

P. Acide arsénieux..... 20 granules (0,001).
Huit à dix granules par jour.

—

Contre l'état chloro-anémique on administrera l'arséniate de fer, auquel ou associera la digitaline, afin d'empêcher les épanchements séreux ou hydropisies.

P. Arséniate de fer..... 20 granules (0,001).
P. Digitaline........... 20 granules (0,001).
De chaque quatre granules par jour, deux par deux.

—

S'il y a dyspnée ou insuffisance respiratoire, on aura recours à l'arséniate de strychnine.

P. Arséniate de strychnine, 20 granules (1/2 mill.).
Six granules par jour, ou un d'heure en heure.

—

L'arséniate de quinine est indiqué contre la fièvre d'accès, surtout si le climat est froid et humide, car on sait que chez les analbuminosiques le moindre froid, le moindre accès fébrile reproduit l'œdème.

P. Arséniate de quinine... 20 granules (0,001).
Dix à douze granules par jour.

Diathèse glycosurique.

—

La diathèse glycosurique s'entend de l'excès de production de glucose. C'est une maladie de consomption, puisque non-seulement les matières hydrocarbonées, mais même les matières azotées sont converties en sucre.

—

Il peut se faire cependant, que le sucre ne se rencontre pas dans les urines, parce qu'il est brûlé fait à fait de sa formation.

—

En tous cas, les urines sont augmentées et l'urée

manque, pour le motif que nous venons de dire : la conversion des matières azotées en glucose.

—

Cette affection est accompagnée, d'ordinaire, d'un appétit excessif, d'une soif inextinguible et d'un amaigrissement rapide.

—

A la mort, on ne trouve aucune lésion organique particulière ; c'est-à-dire que toutes peuvent exister quand il y a eu fièvre de consomption. Or, celle-ci est plus ou moins marquée suivant la violence de la combustion ; mais il n'y a pas, à proprement parler, hétéromorphie.

—

Le traitement de la glycosurie s'indique par ses symptômes mêmes. Il faut, en premier lieu, ralentir le travail de la combustion au moyen de l'arsenic, comme dans l'analbuminose, puisqu'il s'agit également d'un travail de consomption. En même temps, on donnera le camphre bromé, afin de diminuer la susceptibilité morbide de la moëlle épinière, surtout s'il y a eu onanisme, et, pour calmer la névrose des organes digestifs, on aura recours aux valérianates de quinine, de fer, de zinc, selon les indications (1).

—

(1) Ces prescriptions sont les mêmes que dans les autres diathèses, nous n'avons pas cru devoir les reproduire.

Contre la production des acides (notamment l'acide oxalique) et pour empêcher les calculs de se former, on aura recours aux alcalins. « J'ai vu, dit Hufeland, guérir par les eaux de Carlsbad et par le carbonate de soude, associé aux extraits amers, la maladie, qui était survenue à la suite de la constipation. » Il est évident que la constipation avait été ici cause et non effet. Quoiqu'il en soit, le traitement proposé par l'auteur de la *Macrobiotique* est rationnel, quoique incomplet.

—

Il faut tenir les garde-robes libres au moyen des sels de Sedlitz, et, contre l'atomie des viscères abdominaux, donner la quassine et la jalapine.

—

La cicutine peut rendre également des services comme modificateur des sécrétions intestinale et rénale.

Diathèse leucorrhéique.

—

La diathèse leucorrhéique se rapproche de la diathèse analbuminosique, dans ce sens, qu'il y a également perte de matières blanches ou albuminoïdes par la muqueuse génitale et quelquefois par les muqueuses digestive et respiratoire. Evidemment, il ne s'agit pas d'un simple catarrhe, mais d'une maladie constitutionnelle très difficile à guérir. Le plus souvent, il y a chloro-anémie plus ou moins profonde. La femme — ou la jeune fille — est abattue, sans énergie, sans haleine et d'une humeur fantasque. C'est donc cet état qu'il faut combattre; on y arrivera par les arséniates et les ferrugineux, un régime analeptique et beaucoup d'exercice actif ou passif. Nous renvoyons à l'article *Analbuminose*, car ces deux états se tiennent.

—

Le régime salé convient aux leucorrhéiques, puisque la perte des matières albuminoïdes indique un manque de sel dans le sang. Ceci nous rappelle ce passage de Plutarque (dans une de ses Symposiaques, si spirituellement traduites par Amyot. — Ce qui n'a pas effarouché un évêque ne doit pas alarmer la pudeur du médecin.) « C'est pourquoi, à mon avis, nous appelons la beauté d'une femme, salée et assaisonnée de sel, qui n'est point fade ni morne, ains, accompagnée de grâce vive et émouvante. Et c'est pourquoi, à mon avis, les poëtes appellent Vénus, *Aligénée*, c'est-à-dire engendrée de la mer, et en faignent une fable : qu'elle ait pris sa génération de la mer, donnant par cela ouvertement à entendre la vertu générative du sel. »

—

Que les jeunes femmes et les jeunes personnes fassent comme la mère des Grâces : qu'elles se baignent dans la mer.

Diathèse obésique.

—

Cette diathèse consiste dans un excès de production de graisse. Le proverbe : « Gros ! Gras ! Paresseux ! » n'est ni vrai, ni équitable, puisqu'une foule de grands écrivains sont obèses.

—

Pour dissiper l'obésité on a préconisé les eaux minérales alcalines ; on peut arriver ainsi à faire perdre à l'obèse jusqu'à 3 ou 4 kilogrammes en un mois ; mais la maigreur qui arrive aussi rapidement, peut donner lieu au marasme.

—

C'est surtout dans le foie que gît la source de l'obésité ; tout ce que l'obèse mange : matières féculentes ou albumineuses, se transforme en graisse ; or, il n'y a d'autre moyen de suppléer à cet excès physiologique qu'une vie très active. Nous pensons donc que toute médicamentation serait superflue, sinon dangereuse.

Diathèse cancéreuse.

Distinguons le cancer, de la diathèse. Quant au premier, ce peut être un mal, une dégénérescence tout-à-fait locale : ainsi, le fongus hématode des enfants n'attaque que l'œil et débute constamment par la rétine, sans qu'il y ait de différence dans les constitutions, celles-ci n'étant pas encore formées. De même, il y a des cancers par cause externe ; on dit que ce sont des cancroïdes quand ils commencent par les couches cornées ou épidermiques ; mais il envahit les tissus avoisinants. Quoiqu'il en soit, la récidive a lieu sur place.

Il n'en est pas de même du cancer parenchymateux ou glandulaire, qui récidive à des époques et des places différentes. Cela prouve qu'il y a une altération du sang.

Nous n'oserions dire *vice*, car pour cela il faudrait le prouver, ce que nous ne pouvons faire ; mais le cancéreux se reconnaît à son teint jaune paille, à la sécheresse de ses tissus ; les moindres irritations peuvent dégénérer chez lui en cancer.

Dans la cancérose il y a une aberration du *nisus formativus*, sans que nous puissions dire en quoi ce dernier consiste : *Omne animal ab ovo ;* c'est-à-dire que tout ce qui vit, croît, se reproduit et meurt provient d'un germe.

—

Faut-il en conclure qu'il y a des germes pathologiques, comme il y a des germes physiologiques ? Rien ne le démontre. Personne, jusqu'ici, n'a vu le germe syphilitique, le germe cancéreux, le germe tuberculeux ; on a confondu avec eux des produits anatomo-pathologiques. Et voilà pourquoi cette dernière science ne nous apprendra jamais rien sur la nature des maladies, malgré qu'en ait dit l'illustre Morgagny.

—

Pour certaines maladies virulentes (la syphilis, la variole, par exemple) nous possédons des spécifiques (le mercure, le vaccin) ; il n'en est pas de même pour le cancer. Tout le pouvoir de la thérapeutique consiste à entretenir la virtualité du sang (et encore !

puisque la vie du sang vous échappe) et à opposer au mal, une fois développé, certains palliatifs.

—

Ainsi, les opérations sèches ou sanglantes ne sont que des palliatifs, dont on revient à mesure qu'on a rencontré des insuccès. L'amputation ou la cautérisation ne font souvent que précipiter la catastrophe finale.

—

Ce n'est pas que nous prétendions les condamner d'une manière absolue ; nous pensons, au contraire, que toute tumeur doit être enlevée ou détruite dès le début. Mais quand il y a cancer confirmé, c'est-à-dire ulcéré et donnant son produit — comme la plante sa graine — il faut s'abstenir d'opérer.

—

Quant aux moyens internes, ils doivent être calmants et reconstituants : c'est-à-dire, les arséniates et la cicutine.

Traitement dosimétrique des dyspepsies.

—

Les dyspepsies s'entendent des digestions lentes, difficiles et pénibles. — Il faut les distinguer en autant de catégories qu'il y a de digestions diverses :

des premières voies, de l'estomac, de l'intestin grêle, des gros intestins; on pourrait dire en autant qu'il y a d'aliments, car la digestion a ses caprices ou idio-syncrasies.

—

DYSPEPSIE BUCCALE.

Les dyspepsies des premières voies s'entendent des perversions du goût et des sécrétions salivaire et muqueuse. Il y a des personnes qui ont la bouche ordinairement mauvaise parce que les sécrétions ne se trouvent point dans leurs conditions normales : la langue est encrassée, les gencives saignantes, les dents déchaussées. C'est, à proprement parler, un état scorbutique.

—

Il faut y opposer les soins de propreté et les gargarismes au chloral et chlorate de potasse. Nous en avons donné la recette plus haut.

—

DYSPEPSIE GASTRIQUE.

La dyspepsie gastrique se rattache généralement à un gastrite chronique, suite de mauvais régime, ou d'une médication allopathique — sous ce dernier rapport on peut dire que le nombre des dyspepsies gastriques diminue grâce à plus de sobrîété dans l'emploi des remèdes.

—

Le malade éprouve un malaise général, de la pesanteur et un sentiment de plénitude, quelquefois de chaleur incommode à l'épigastre et dans l'hypochondre gauche. A cet état se joint la dyspepsie buccale, mais la langue au lieu d'être uniformément d'un gris sale, présente deux stries jaunâtres convergeant vers la pointe : c'est le signe d'un état bilieux. On y remédiera au moyen d'un lavage quotidien avec les sels de Sedlitz.

—

Quant à l'apepsie, on emploiera la quassine : deux granules avant chaque repas.

—

La digestion se faisant longuement et péniblement, avec des éructations et une fermentation acide, ou emploiera la pepsine et l'acide chlorhydrique : celui-ci sous forme de drops.

—

Le régime ici ne saurait présenter rien d'absolu ; c'est au malade à voir ce qu'il digère et ce qu'il ne digère pas. Pour les uns, ce sont les féculents, pour les autres, les albuminoïdes. La fameuse revalencière n'est qu'une farine de pois chiches.

—

On a préconisé la poudre de charbon pour empêcher la fermentation putride. Disons un mot ici des différentes altérations des ferments digestifs, et à cet effet, rappelons brièvement l'état physiologique.

—

Dans l'état de santé le suc gastrique est sécrété au moment des repas ; sa quantité dépend de la nature des aliments, des assaisonnements et des boissons qui peuvent en altérer les qualités : ainsi les personnes qui font abus d'alcooliques et de condiments, finissent par ne plus digérer du tout, ou que très laborieusement. Un régime régulier est donc la première condition d'un bon estomac.

—

Le mucus dont les parois de l'estomac se chargent, finit par produire une espèce d'encrassement qui empêche la digestion et donne lieu à des fermentations abnormes : principalement acides ; quelquefois alcalines. De là, encore, l'avantage du lavage journalier au moyen des sels de Sedlitz.

—

Quant à la dyspepsie des aliments, elle a lieu surtout pour les fécules et le sucre. C'est un état qui se prépare souvent dès la première enfance, à cause d'un mauvais régime. Cela arriverait moins si, au lieu de sucre, on assaisonnait les aliments de sel commun ou chlorure de sodium. Nous avons dit que c'est ce sel qui fournit, en grande partie, l'acide chlorhydrique indispensable à la digestion, tandis que le sucre, par suite d'oxydations incomplètes, se change en acides lactique, oxalique, acétique et peut ainsi donner lieu aux diathèses calculeuses, scrofuleuses.

—

Chez les diabétiques, on a signalé également, dans l'estomac, une grande quantité d'acétone dû à la fermentation acide des matières amylacées.

—

La dyspepsie alcaline se présente dans certains états urémiques, par suite du carbonate d'ammoniaque sécrété du sang. Mais il s'agit alors d'un état plus grave que la dyspepsie même.

—

Dans les dyspepsies, les mouvements de l'estomac sont constamment troublés : tantôt pervertis (vomissements), tantôt accélérés (boulymie), tantôt diminués ou suspendus (atonie). Il en est de même de la sensibilité, qui se confond ici avec la contractilité, comme pour les viscères en général.

—

Quant aux dyspepsies elles-mêmes, elles sont sympathiques ou organiques. Les premières sont momentanées et, quelquefois aussi, instantanées, comme on l'observe dans les troubles nerveux, dans les fortes secousses de l'âme. Les secondes dépendent d'une diathèse, telle que la goutte, la scrofule, le rachitisme, la diathèse dartreuse, leucorrhéique, anémique, etc., qui toutes ont une action prochaine sur la digestion, en altérant le suc gastrique.

—

La dyspepsie toxique s'observe dans quelques professions, notamment celles qui employent le mercure, le plomb, le soufre.

—

Enfin les dyspepsies organiques, les plus fréquentes de toutes, se rattachent à une gastrite chronique, avec ou sans hétéromorphie, c'est-à-dire avec ou sans dégénérescence.

—

Ce court exposé suffira à établir le traitement. Celui-ci doit avoir pour but : 1° de neutraliser les acides ou alcalis. Il est évident que quoique les acidités ou les alcalinités de l'estomac soient effet et non cause de dyspepsie gastrique, en attendant qu'on ait pû détruire cette dernière, il faut mettre le viscère à l'abri de l'action corrosive de ces agents chimiques. Ainsi les acidités se corrigeront par les absorbants (charbon) et les alcalinités par les oxydes (carbonates de soude, de potasse, magnésie, bismuth, zinc, etc.). On fait disparaître ainsi le *brûlant* ou pyrosis.

—

Mais le meilleur moyen, le plus inoffensif, le plus hygiénique, c'est le lavage quotidien de l'estomac au moyen des sels de Sedlitz. Il suffit d'une cuillerée à café, dans un verre d'eau, le matin à jeûn, pour faire disparaître l'espèce de mal de cœur que beaucoup de personnes, surtout les diathésiques, éprouvent en se levant. Les mucosités qui encrassent les parois de l'estomac sont entraînées, et ainsi sont empêchées les fermentations abnormes (1).

—

2° *Calmer et régulariser les mouvements nerveux.* — Ainsi que nous l'avons dit, les phénomènes de sensibilité ne se séparent point ici de ceux de contractilité ; cette considération est importante pour la pratique, puisqu'elle nous fait voir qu'il ne faut point s'en tenir à un seul modificateur.

—

(1) Pour les personnes difficiles à prendre des médicaments, on enveloppera les granules de Sedlitz dans une hostie. On étale cette dernière dans une cuillerée, avec moitié eau, puis on y met des granules et on replie l'hostie en long, afin que le bol se présente au gossier par son long diamètre.

Parmi les modificateurs de la sensibilité et de la contractilité de l'estomac, nous rangerons la morphine, l'hyosciamine, la strychnine, laquelle fait cesser les tiraillements douloureux.

P. Chlorhydrale de morph. 20 granules (1,001).
P. Hyosciamine......... 20 granules (1/2 mill.).
P. Sulfate de strychnine 20 granules (1/2 mill.).

Un granule de l'un ou de l'autre, et quelquefois les trois ensemble, une demi heure avant le repas.

—

La quassine rentre dans la même catégorie.

P. Quassine............ 20 granules (0 001).

Deux ou trois granules au moment des repas.

—

En général, il faut se garder des pilules stomachiques — même de la rhubarbe, dont tant de gens abusent — et qui entretiennent la gastrose ou gastrite chronique.

—

Le reste est affaire de régime. Aux repas, on pourra faire usage d'eau minéralisée. Nous ne sommes pas partisan d'eaux gazeuses, parce qu'elles ballonnent l'estomac.

———

Dyspepsie intestinale.

—

Distinguons ici la dyspepsie de l'intestin grêle et celle des gros intestins. Le premier, comme on sait, ne fait que continuer la digestion gastrique ; aussi les troubles se déclarent plus tard et durent plus longtemps. Ils consistent dans des souffrances sous forme de coliques, d'abord sourdes, mobiles, passagères, puis plus vives. — Il y a plutôt constipation que dévoiement ; à moins d'entérite.

—

Les effets secondaires portent principalement sur la circulation et la calorification : ce sont des palpitations, des défaillances, des frissons, des sueurs, des urines sédimenteuses et chargées d'urates.

—

L'appétit et le goût se conservent en général assez bien. Parmi les aliments, ce sont surtout les fecules qui donnent du malaise et des troubles, tandis que les viandes sont bien supportées.

—

Dans la dyspepsie gastro-intestinale les troubles se suivent, sans se confondre. Le traitement est le même que dans la dyspepsie gastrique.

—

Dans la dyspepsie des gros intestins, il y a des borborygmes que terminent, par moments, l'expulsion de gaz fétides et de matières fécales mal élaborées. Il est donc nécessaire que le médecin s'en assure; souvent il évitera par là des désordres graves.

—

Dans ses campagnes d'Afrique, le maréchal Bugeaud — qui tenait beaucoup de Caton l'ancien (l'auteur d'un traité sur l'agriculture), Bugeaud était lui-même paysan à ses heures — faisait chaque jour le tour des campements, afin de s'assurer par lui-même de l'état de santé de la troupe.

—

Le meilleur moyen à opposer à la dyspepsie du gros intestin, c'est l'évacuation journalière et complète des matières résiduelles au moyen des sels de Sedlitz et un lavage à fond.

—

On combattera l'atomie par la quassine, la jalapine.

Dyspepsie médicamenteuse.

—

Si Molière a écrit contre les médecins, qu'on ne s'imagine point que ce fut tout simplement en vue de tréteaux. Comédien, — devant faire vivre ses acteurs — il eut recours quelquefois aux farces de la foire :

> Dans ce sac ridicule où Scapin s'enveloppe,
> Je ne reconnais pas l'auteur du Misanthrope.
>
> BOILEAU.

Mais, même alors, il est profond observateur. Qui n'a fait cette remarque en lisant et surtout en voyant représenter le *Malade imaginaire*. Nous laissons là la scène de la réception — prise sur le vif —, mais qui n'a frémi à cette mort simulée d'Argan, pour mettre à l'épreuve la sincérité d'une marâtre?

—

A vrai dire, s'il y a moins aujourd'hui de malades imaginaires qu'au temps de Molière, il y a tout autant — et peut être plus de malades réels qui s'abandonnent, en désespoir de cause, aux guérisseurs; mais ceux-ci sont trop adroits pour se laisser évincer par la maladie; ils disent à leurs dupes : « Je vous guérirai, à moins d'une maladie organique. »

Quel est le malade qui voudra se condamner lui-même? Il — le malade, car le guérisseur s'en garderait bien — avale la drogue et double ainsi sa maladie d'une gastrite.

—

Faut-il tomber dans un autre extrême, en condamnant son malade irrévocablement? Ce serait de l'inhumanité. Mais avec la méthode dosimétrique on peut choisir les médicaments qui calment et ne dérangent point le corps, en même temps qu'il tranquillisent l'esprit. C'est là la vraie médecine, car la cure morale ne suffit point, et à n'employer que celle-ci le médecin court risque d'être congédié pour le charlatan.

—

La dyspepsie médicamenteuse est donc celle qui est produite par les *médecines noires* : ce sont les dyspepsies de l'estomac, la dyspepsie des intestins (grèles ou gros), selon la nature et la quantité des drogues ingérées.

—

Hufeland, dans sa *Macrobiotique* ou *Art de prolonger la vie*, dit que rien n'est plus dangereux que de prendre des médicaments qui ne sont pas rigoureusement nécessaires, parce qu'on se donne ainsi deux maladies au lieu d'une; et il a raison. Mais quand il dit que médicamenter c'est l'art de produire une maladie autre que celle qu'on veut guérir, cette raison cesse, puisqu'on ne guérit point une maladie en en produisant une nouvelle, soit *semblable*, soit *dissemblable*. Le médicament n'a et ne doit avoir d'autre effet que de ramener les fonctions à leur état normal.

—

La dyspepsie médicamenteuse se dissipera donc en suspendant les prétendus remèdes, ou, si une maladie réelle existe, on aura recours aux médicaments que la médecine dosimétrique nous offre.

Retards de garde-robes ou constipations.

—

Il s'agit ici des retards s'alliant avec l'état physiologique et auxquels on peut parer par la diététique et quelques médicaments dosimétriques, car ceux-ci ont l'avantage de ne déranger en rien la santé. Que ne peut-on en dire autant de la polypharmacie ! Que de maladies n'auraient pas existé sans elle ! C'est la boîte de Pandore, moins l'espérance.

—

Le professeur Spring, dans ses *Accidents morbides* — livre que nous ne saurions assez recommander aux praticiens, — bien qu'il soit entaché d'un amour désordonné du grec — Spring dit : que la défécation est réglée par la quantité d'eau contenue dans les fécès et dans l'intestin en général :

c'est-à-dire qu'elle est favorisée par l'abondance des sécrétions intestinales et par la paresse de l'absorption.

—

Il est certain qu'on favorise la garde-robe du matin en buvant, quelque temps avant de se lever — une heure, trois quart d'heure — un verre d'eau préparé la veille au moyen d'une cuillerée de sel de Sedlitz. (Nous avons déjà dit que pour les personnes délicates on peut se servir d'une hostie, ou faire prendre le sel dans un peu de café noir. On boira immédiatement après un verre d'eau fraîche, afin que le sel descende rapidement et lave tout le tractus intestinal.)

—

Là est, en effet, l'efficacité du sel et non — à l'instar des purgatifs — dans une hypersécrétion, car toute sécrétion intestinale qui dépasse la mesure physiologique fatigue et affaiblit le corps.

—

Les *drastiqueurs* ne s'en font cependant pas faute : c'est leur idéal ! S'ils étaient tant soit peu physiologistes, ils sauraient que les glandes muqueuses sont excrémentitielles, et qu'exiger de leur part un travail excessif, c'est comme dans les pertes séminales, où il semble que la moëlle épinière se vide.

—

Les sels de Sedlitz ont cela de commun avec les sels neutres en général, de ne donner lieu qu'à une simple transsudation aqueuse, et, par conséquent, de rafraîchir le corps au lieu de l'échauffer. Il ne s'agit donc nullement de l'abondance des sécrétions intestinales ni de la paresse de l'absorption.

—

Le célèbre Stalh recommandait aux personnes âgées, chaque matin, un verre d'eau avec un grain de sel commun ou chlorure de sodium. Le grain de sel n'était pas pour la forme, puisqu'il rend l'eau moins lourde à l'estomac ; mais quand cela ne suffit point, on prendra, comme nous l'avons dit, une cuillerée de sel de Sedlitz.

—

On se trompe sur les gardes-robes ; ce n'est pas seulement le rectum qu'il faut vider, mais il faut provoquer ce que nous nommerons la décharge du foie, c'est-à-dire une selle de bile noire. Aussitôt, les hypochondres, la poitrine et la tête se dégagent, parce que la circulation veineuse devient libre. Que de maladies congestives on évitera ainsi ! —

car, comme Pascal l'a dit, un rien — un grain de sable — suffit pour tuer l'homme le plus robuste.

—

La rétention des matières fécales a pour effet d'emprisonner les gaz intestinaux ; la constipation s'accompagne donc ordinairement de coliques, de tension et de ballonnement du ventre. Les matières accumulées gênent la circulation veineuse dans l'abdomen et favorisent ainsi la dilatation des veines hémorroïdaires, des veines utérines et des veines des membres inférieurs. Il en résulte, comme conséquences, un sentiment de pesanteur au siège et des épreintes anales, des déviations et des engorgements de la matrice. Les matières fécales peuvent peser sur les vésicules séminales et provoquer ainsi, chez les jeunes sujets, la spermatorrhée, avec ses suites physiques et morales. La pression sur le plexus sacré faire naître une névralgie sciatique ou même un certain degré de paralysie. La compression des veines iliaques rend compte de l'œdème autour des malléoles et de la varicocèle qu'on observe quelquefois. Secondairement, la constipation amène des troubles de la digestion : de l'inappétence, des vertiges, de la céphalalgie.

—

L'influence sur les fonctions digestives et sur

le moral est surtout grande dans la constipation habituelle. Les digestions deviennent de plus en plus lentes, pénibles et la nutrition elle-même s'en ressent bientôt, le malade prend un teint terne, blafard et jaune, qui peut en imposer pour une maladie du foie; il souffre de congestions vers la tête, de céphalalgie, de vertiges, de bourdonnements d'oreilles et d'éblouissements ; l'altération du moral rend le caractère irritable et triste; l'exagération de la sensibilité générale conduit plus ou moins promptement à l'hypochondrie et à la nosomanie.

—

Au point de vue pratique, il est important de noter que toutes les maladies du cerveau, du cœur, des poumons, du foie, de l'estomac, et toutes les névroses sont singulièrement aggravées par la constipation. Quand la constipation dure très longtemps, elle amène l'état qu'on peut appeler, à proprement parler, *obstruction* intestinale et colique stercorale. Tous les accidents de la sténose ou étranglement, peuvent se présenter alors, depuis le vomissement ordinaire, jusqu'à la colique de *miserere*. Les matières fécales accumulées peuvent occasionner l'inflammation, l'ulcération et même la perforation de l'intestin et la mort.

—

Nous empruntons ce tableau, — peut-être exagéré, — aux *Accidents morbides* du prof. Spring. On ne saurait nier la vérité de ses traits principaux. Pendant tout le temps que nous étions professeur d'anatomie à l'Université de Gand, nous avons observé que la plupart des cadavres qui passaient à l'amphithéâtre, avaient les gros intestins — et même quelquefois les intestins grêles — remplis de matières fécales. Nous en faisons ici la remarque afin d'engager les médecins à ne pas s'en rapporter toujours au dire des garde-malades, mais à s'assurer eux-mêmes du fait. D'ailleurs, l'inspection des selles donne de précieuses indications sur certaines maladies, notamment celles du foie. Ainsi, dans l'ictère, les garde-robes sont glaiseuses et décolorées. Nous avons rapporté dans le Répertoire un fait observé sur nous même, où la choléstase a pu être levée au moyen de la quassine et de la caféine.

—

Ceci nous amène à parler des moyens empruntés à la thérapeutique. Autant nous sommes ennemi des médecines noires, autant nous sommes partisan des médicaments simples. Si la nature les a répandus avec tant de profusion, c'est pour qu'on s'en serve.

—

En résumé, dans les constipations habituelles, il faut être sobre de médicaments et s'attacher plutôt au régime, lequel doit être rafraîchissant. Dans quelques cas d'atonie intestinale, on aura recours à la quassine, à la jalapine, à la colocynthine et, comme on la proposé dernièrement, au podophyllin. On en donnera 5, 6, 7, 8 granules par jour, sans pousser jamais à dose drastique, c'est-à-dire sans irriter l'intestin. Chez les personnes sujettes aux congestions cérébrales, on peut donner, de temps à autre, des pilules aloëtiques, afin de dériver sur le plexus veineux hémorroïdaire. Quant à la garde-robe journalière, c'est toujours aux sels de Sedlitz qu'il faudra avoir recours.

—

Dans la constipation nerveuse, surtout celle qui est produite par l'intoxication saturnine, on administrera l'huile de ricin avec adjonction d'un ou deux granules d'hyosciamine ou d'atropine. C'est le moyen d'éviter le volvulus ou *miserere*.

—

Chez les personnes qui portent des hernies anciennes on voit quelquefois survenir des accidents d'étranglement, sans qu'il soit nécessaire pour cela d'opérer. Si la tumeur est douloureuse, tendue, on commencera par les sangsues, les bains et l'huile de ricin avec l'atropine. La détente étant produite, on fera le taxis méthodique : il est rare qu'on ne réussisse. Toujours est-il que l'opération de la hernie étranglée se pratique aujourd'hui moins souvent qu'autrefois, cela tient à ce que les hernies sont mieux contenues, et que l'art de la réduction est devenu plus methodique.

—

En envisageant bien les causes de la constipation habituelle, on remarque qu'elle dépend, le plus souvent, d'une torpeur ou diathèse, c'est donc à enlever ces causes qu'il faut s'attacher : ainsi, dans la chloro-anémie, on déconstipera au moyen de l'usage prolongé des ferrugineux, principalement l'arséniate de fer qui, dans toute autre circonstance, constiperait. C'est afin de bien faire comprendre au public de ne pas se laisser prendre aux annonces des journaux, mais de suivre toujours *et en tout* l'avis d'un médecin prudent et instruit.

—

EXCÈS DE GARDE-ROBES. — DIARRHÉE. — ENTERORRHÉE.

La diarrhée s'entend de l'évacuation des matières fécales à l'état liquide, mal élaborées, ou bien d'une sécrétion intestinale exagérée. La première se rattache à un trouble de la digestion, dont il s'agit de reconnaître la cause pour y appliquer le remède. Ainsi, y a-t-il eu indigestion, la langue est-elle chargée, le ventre empâté, non douloureux? il faudra commencer par un laxatif, suivi d'un lavement, puis laisser l'intestin revenir au repos par la diète et les émulsifs. S'il y a spasme ou colique, on donnera un ou deux granules de morphine et d'hyosciamine.

P. Chlorhydrate de morphine, 20 granules (0,C01).
P. Hyosciamine............. 20 granules (1/2 mill.).
Un granule de chaque d'heure en heure, avec une potion mucilagineuse comme excipient.

Cela vaudra mieux que l'opium en substance ou le laudanum, qui échauffent.

—

Dans les diarrhées sécrétoires, il est nécessaire de reconnaître la nature du liquide : est-ce de la bile? on évacuera par le haut, surtout s'il existe de l'anorexie, des nausées, avec céphalalgie. Est-ce du sang, comme dans la dyssenterie? on rafraichira préalablement l'intestin au moyen d'un lavement d'eau fraîche et, après, on donnera une potion acidulée. La morphine et l'hyosciamine sont indiquées en cas de ténesmes ou coliques.

—

Dans la diarrhée muqueuse, il y a généralement catarrhe de l'intestin ; on la combattra par les émollients et les diaphorétiques. La morphine et l'hyosciamine trouveront également leur application ici.

—

Dans la diarrhée cholérique, c'est un liquide séreux, semblable à une décoction de riz, où le microscope fait découvrir des cryptogames ; ces matières peuvent donc être contagieuses. Le traitement doit alors s'appliquer à la fièvre d'intoxication (voir, *Fièvres algides*).

—

On a nommé diarrhée *chyloïque* l'évacuation de matières lactescentes, parce qu'on croyait que c'était du chyle. Des recherches ultérieures ont fait voir qu'il s'agit plutôt du fluide pancréatique sécrété en trop grande abondance et émulsionnant les matières grasses de l'intestin (voir, *Pancréatite*).

—

Enfin, dans l'entérorrhée, il s'agit de pertes blanches, comme il arrive si souvent dans la chloro-anémie ; il faut partir de là pour reconstituer le sang au moyen des arséniates et des ferrugineux (voir, *Diathèses*).

—

On voit donc, que les diarrhées et les enterorrhées diffèrent singulièrement par leur nature ou leurs causes; ce serait un piètre médecin qui, pour toutes, n'aurait qu'un seul remède, c'est-à-dire les opiacés. Si l'opium rend de grands services, il produit aussi de grands désastres : ainsi, qui ne voit qu'une diarrhée arrêtée inopportunément peut exagérer et précipiter la maladie diathésique dont elle est l'expression. Les intestins — fait observer judicieusement le professeur Spring —, comme les autres surfaces de rapport et comme tous les organes glandulaires, sont des surfaces d'élimination; certains principes introduits dans le sang, notamment les sels potassiques, sodiques, magnésiques, ainsi que les principes formés dans ce liquide nourricier à l'occasion de perturbations momentanées ou dans le cours de maladies fébriles, y trouvent leur issue. La diarrhée est alors salutaire, *dépuratoire*.

TRAITEMENT DOSIMÉTRIQUE DES NÉVRALGIES.

—

On donne le nom de névralgie aux douleurs nerveuses avec hypérémie ou fièvre. C'est ce dernier caractère qui doit déterminer le traitement : c'est-à-dire qu'il ne faut pas se borner à chercher à calmer la douleur, mais combattre en même temps l'hypérémie et la fièvre.

—

La névralgie diffère de l'inflammation en ce qu'elle ne donne pas lieu aux productions phlogistiques : exsudats, suppurations. Les fluxions sont des névralgies compliquées d'inflammation phlegmoneuse ou vice-versà.

—

La fièvre névralgique peut revêtir les différents types : continu, rémittent, intermittent. Quant aux causes de ces fièvres, elles sont aussi multipliées que celles des fièvres elles-mêmes. Les unes sont accidentelles ou momentanées, les autres se rattachent aux diverses diathèses.

—

Les névralgies se terminent par résolution ou par paralysie. Dans ce dernier cas, la perte de la sensibilité et du mouvement se fait graduellement ; c'est la paralysie de sentiment qui précède celle de mouvement ou vice-versà.

La cause de la souffrance est la fluxion, c'est-à-dire l'engorgement du névrilème, étendu aux canalicules nerveux, qui étrangle, comprime et atrophie la substance nerveuse. Nous entendons la névralgie indépendante d'une autre lésion, telle qu'une ostéite, une tumeur, un tubercule, un névrôme, etc. Nous allons passer en revue les différentes névralgies, en indiquant leur traitement.

Névralgie rhumatismale.

C'est la plus fréquente de toutes et qui se concilie, jusqu'à un certain point, avec l'état de santé. Il s'agit de l'action locale du froid. La douleur est vive tensive, se prolongeant le long du nerf affecté, n'importe lequel, avec des symptômes d'hyperesthésie ou de contractilité, selon que c'est un nerf sensoriel ou de mouvement. Les parties auxquelles le nerf aboutit sont chaudes, injectées.

Dans la névralgie diathésique, les symptômes sont moins localisés; il y a tendance aux déplacements, coexistence avec d'autres accidents rhumatismaux et substitution à ces dernières ou vice-versà. Ainsi, douleurs dans les muscles, les tendons; symptômes viscéraux : pulmonaires, cardiaques, abdominaux, etc.

Dans cette catégorie il faut ranger la névralgie miasmatique, celle qu'on observe dans les climats humides et marécageux. Ces deux affections atteignent de préférence les troncs nerveux.

—

Le traitement consiste dans l'emploi des antihypérémiques, des narcotiques et des antipériodiques; ainsi, dans les congestions franches : sangsues et même saignée générale; mais, en même temps, vératrine, aconitine, morphine, hyosciamine, selon qu'il y a hypérémie, douleur, spasme. Pour le mode de prescription de ces alcaloïdes nous renvoyons à ce que nous avons dit plus haut.

—

Dans la névralgie palustre on donnera les mêmes alcaloïdes au fort de l'accès, et, dans les intervalles, l'arséniate de quinine. Dans quelques cas on se trouvera bien du cyanure de zinc. (Voir *Diathèses*.)

—

Les autres névralgies diathésiques coïncident avec les diathèses qui les ont déterminées, et exigent le même traitement : ainsi la névralgie scrofuleuse, en dehors des calmants nécessaires dans toute névralgie, ne se dissipe définivement que par les chlorures, les iodures et l'huile de foie de morue.

—

La névralgie goutteuse coïncide, tantôt avec la tuméfaction douloureuse des petites articulations, tantôt avec des douleurs erratiques générales. Elle a une prédilection pour le nerf sciatique, mais peut siéger dans tous les autres nerfs des membres, ainsi que dans les branches viscérales du grand sympathique.

—

Dans la névralgie syphilitique, il ne faut pas confondre les douleurs dépendantes de l'ostéite ou de la périostite (douleurs ostéocopes) avec celles des nerfs. Le trijumeau et le sciatique en sont le plus souvent le siége. Elles se développent dans la deuxième période de la syphilis, en se joignant aux accidents secondaires ou en les remplaçant partiellement. Le traitement est le même que celui de la diathèse (voir cette dernière).

—

La névralgie dartreuse ou herpétique est moins bien définie. On l'a attribuée à la répercussion de dartres, mais n'est-ce pas le *post hoc propter hoc?* c'est-à-dire qu'on peut avoir eu une dartre et prendre une névralgie, laquelle peut dépendre d'une cause non-spécifique. En tout cas, on fera bien d'attaquer la dyscrasie par les moyens que nous avons indiqués plus haut.

—

Il en est de même des autres névralgies diathésiques, qui n'offrent rien de spécial : ainsi, les névralgies dyshémiques, chlorotique, chloro-anémique, diabétique, ou analbuminosique veulent les reconstituants du sang.

—

Dans la névralgie toxique : saturnine, mercurielle, cuivreuse, phosphorique, il n'y a également de spécial que la diathèse. Le professeur Spring accorde que les molécules du métal ou du métalloïde se déposent dans les nerfs ; on est étonné d'une explication aussi peu scientifique de la part d'un auteur si judicieux. Si c'était des molécules de métal, le microscope ou les réactifs chimiques les feraient découvrir ; or, il n'en est rien. La diathèse doit s'entendre plutôt de la dyscrasie, parce que la nutrition a été altérée. C'est donc encore aux reconstituants de ce liquide qu'il faut en venir, quel que soit l'agent intoxicateur.

Topographie anatomique des névralgies.

—

La nature procède d'après une uniformité de plan que l'étude de l'ensemble de la zoo-anatomie fait bientôt reconnaître. Ainsi, entre le simple articulé et l'homme la distance est moindre qu'on ne se l'imagine. Ce sont toujours des segmentations (ganglions et vertèbres) avec un lien commun; c'est-à-dire une machine à la fois centralisée et décentralisée.

—

Cette remarque est applicable surtout au système nerveux, chez les animaux inférieurs comme chez les animaux supérieurs et l'homme. C'est une chaîne de ganglions, reliés entre eux par des commissures et donnant et recevant, à la fois, des nerfs centrifuges et centripètes. C'est d'après ce principe que nous allons chercher à établir la topographie anatomique des névralgies.

—

Le cerveau est un ensemble de ganglions dont les diverses paires nerveuses crâniennes sont les émergents. Il en est de même de la moëlle épinière, et pour que l'assimilation soit plus complète, on voit que l'unité de plan se reproduit jusque dans les éléments histologiques. La planche que nous donnons ici

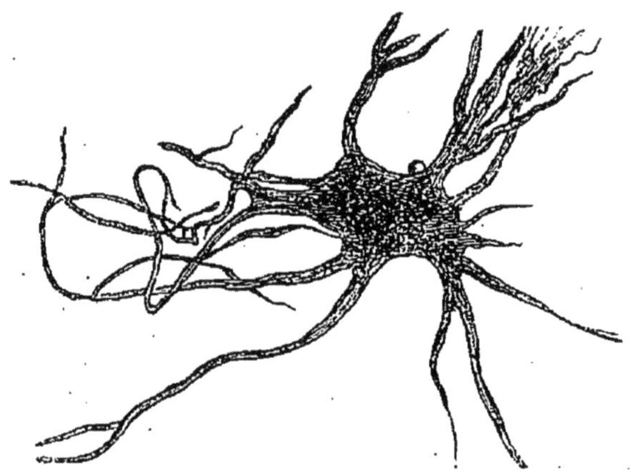

d'après une préparation de M. le Docteur Gustave Boddaert (que ce chirurgien et anatomiste distingué a bien voulu nous permettre de reproduire), nous fait voir les corpuscules ganglionnaires de la moëlle épinière, rappellant en tous points la chaîne des ganglions des invertébrés.

Névralgies de la tête.

Ici se rangent les névralgies intrà et extracrâniennes, telles que la migraine et le rhumatisme.

Quant aux premières, le cerveau et les méninges peuvent en être atteints. C'est particulièrement la méninge fibreuse ou dure-mère, qui est le siége des douleurs, retentissant dans la tête, les yeux et les oreilles. Il ne sera pas inutile de rappeler que la dure-mère reçoit des filets nerveux des ganglions ophthalmique et otique et du nerf pathétique ; de là, la contraction des pupilles et l'hypéresthésie oculaire et otique qui accompagnent les migraines. Ces névralgies procèdent par accès, à moins de rhumatisme aigu, dont le traitement leur est applicable.

—

Le traitement de la migraine consiste, le plus souvent, à ne rien faire ; on peut cependant diminuer l'intensité et la fréquence des accès par l'usage régulier des sels de Sedlitz et en donnant pendant l'accès même la caféine ou ses sels.

P. Caféine (citrate ou arséniate) 20 granules (0,001).
Un granule, de demi heure en demi heure, jusqu'à soulagement.

—

Les névralgies épicrâniennes irradient le long des nerfs de cette région : citons les branches fournies par l'ophthalmique de Willis, le nerf auriculo-temporal du maxillaire inférieur, les branches auriculaires, temporales et frontales du facial, le grand et le petit occipital des 2e et 3e paires cervicales. Toutes ces branches échangeant des filets, il en résulte que les irradiations douloureuses finissent par se généraliser. Quant au traitement, il consiste dans les déplétions sanguines, les révulsifs, les calmants et les lantipériodiques. Quand ces moyens sont employés avec énergie dès le début, il n'est pas nécessaire d'en venir aux opérations chirurgicales, telles que la division ou la résection des nerfs malades. On donnera donc, contre l'hypérémie, la vératrine et la digitaline.

P. Vératrine............ 20 granules (1/2 mill.)
P. Digitaline........... 20 granules (0,001).
Un granule de chaque, de demi heure en demi heure, jusqu'à sédation.

—

Contre les élancements nerveux, la morphine et l'hyosciamine.

P. Chlorhydrate de morphine, 20 granules (0,001).
P. Hyosciamine............ 20 granules (12 mill.).
Un granule de chaque, de demi-heure en demi-heure, jusqu'à sédation.

—

Contre les accès périodiques, l'hydro-ferro-cyanate de quinine.

P. Hydro- ferro-cyanate de quinine, 20 granules (0,001).
Un granule, de demi heure en demi heure, jusqu'à sédation.

—

Si la cause est le miasme palustre, on donnera, préférence, l'arséniate de quinine.

P. Arséniate de quinine... 20 granules (0,001).
Dix à douze granules dans l'apyrexie.

—

Quand la névralgie est ancienne et se complique d'un état chloro-anémique, on l'attaquera par l'arséniate de fer ou le cyanure de zinc.

Névralgies faciales.

—

Les nerfs de cette région sont, les uns, de mouvement, les autres, de sensibilité générale : les premiers sont fournis par le facial, les seconds par les trijumeaux. De là, deux ordres de phénomènes : ceux de sensibilité et ceux de contractilité. On connaît le tic douloureux de la face ; de même aussi on a les hyperesthésies des yeux, des oreilles, de la langue, de la bouche, qui réclamant des modificateurs spéciaux.

—

Les causes peuvent être fluxionnaires, rhumatismales, dyshémiques ou purement nerveuses ; on emploiera selon les circonstances : la vératrine, l'aconitine, la digitaline, la cicutine, contre la fluxion, l'acrodynie et le spasme.

P. Vératrine............ 20 granules (1/2 mill.).
P. Aconitine............ 20 granules (1/2 mill.).
P. Cicutine............. 20 granules (1/2 mill.).
P. Digitaline........... 20 granules (0,001).

Un granule d'heure en heure, séparément ou ensemble quand les symptômes sont très violents, jusqu'à sédation.

—

Contre les accès on prescrira l'hydro-ferro-cyanate ou l'arséniate de quinine, s'il y a intoxication palustre.

P. Hydro-ferro-cyanate de quinine, 20 granules (0,001).
ou bien : P. Arséniate de quinine... 20 granules (0,001).
Un granule d'heure en heure, au fort même de l'accès.

—

Contre la dyshémie et la mobilité nerveuse on prescrira l'arséniate de fer ou le cyanure de zinc, de la manière que nous avons indiquée à l'article diathèse.

Névralgies dentaires.

—

Elles sont trop connues pour que nous y insistions, et dépendent, la plupart du temps, de carie. L'état fluxionnaire de la gencive et même de la pulpe et du nerf dentaire peut la produire. Nous noterons ici un fait anatomique, dont l'empirisme s'est souvent servi sans savoir pourquoi. Le nerf dentaire inférieur est une division du maxillaire inférieur, avec deux autres nerfs : l'auriculo-temporal et le lingual : en exerçant une compression au niveau du petit lobule de l'oreille, on fait quelquefois cesser momentanément les douleurs dentaires.

—

En attendant l'extraction de la dent cariée, on calmera la douleur au moyen d'un granule d'hyosciamine mis dans la carie et y maintenu au moyen d'une boulette de cire.

Névralgies de l'appareil hyo-laryngo-pharyngien.

—

Ces névralgies ont une grande importance à cause du spasme des voies respiratoires et des phénomènes hydrophobiques qui peuvent en être la conséquence. Il faut se rappeler que les nerfs qui se distribuent à ces organes sont fournis par la cinquième paire (trijumeau), le glosso-pharyngien, l'hypoglosse, le pneumogastrique et son accessoire (spinal) et enfin, les premiers paires cervicales.

—

Le spasme hydrophobique se produit par accès d'une extrême violence; il peut être dû à un agent virulent (virus rabifique) ou bien à une irritation intermittente des extrémités nerveuses par des vers; enfin par un agent toxique au miasmatique. Les accès se terminent par des épanchements ou suffusions, tels que l'œdème aigu.

—

Le traitement de ces névralgies doit consister, quant à la *dominante*, dans les antimiasmatiques, tels que l'arséniate de quinine, et, quant à la *variante*, dans les sédatifs : hyosciamine, cicutine, aconitine.

P. Arséniate de quinine... 20 granules (0.001).
P. Cicutine.............. 20 granules (1/2 mill.).
De chaque un granule, de demi heure en demi heure, au fort même de l'accès.

—

Le spasme ne permettant par la déglutition, on introduira la cicutine par voie sous-dermique et la quinine par le rectum : un lavement de demi heure en demi heure, avec deux granules d'arséniate de quinine, dissous dans de l'eau d'amidon.

S'il existe des signes de vers, on donnera les vermifuges. La dilatation des pupilles et le prurit nasal mettent ici sur la voie.

—

S'il survient des symptômes d'asphyxie par suite du spasme ou de l'œdème de la glotte, on instituera sans retard la trachéotomie.

—

Nous ferons remarquer que les névralgies spasmodiques dont nous nous occupons ici, sont l'exagération des phénomènes hystériques, tels que : le globe ou boule hystérique, le laryngisme, le pharyngisme, toutes affections qui se dissipent par les antispasmodiques ordinaires quand la cause n'a pas la violence que nous venons de signaler.

Névralgies du cou.

—

Nous devons rapporter ici cet ensemble de symptômes tétaniques auquel Marshall-Hall a donné le nom de *trachélisme*. Les muscles du cou sont douloureusement contractés, tendus comme des cordes, les veines gonflées, la dysphagie complète, avec une respiration sifflante et menace de suffocation Nous avons vu périr ainsi une jeune personne de 18 ans, par suite d'un froid. Ces névralgies présentent donc un haut degré de gravité.

—

Le traitement est celui que nous venons d'indiquer : arséniate de quinine, cicutine, hyosciamine ; plus, ventouses sèches et embrocations iodées.

Névralgies de la poitrine.

Comme celles de la tête, ces névralgies sont internes ou externes ; extra ou intra thoraciques. Toutes relèvent du segment spinal cervico-dorsal de la moëlle épinière, dont cette partie du tronc reçoit ses nerfs. Rappelons d'abord que le nerf diaphragmatique ou phrénique provenant des cervicaux et de l'hypoglosse, fournit des filets au scalène antérieur et communique avec le pneumogastrique et le grand sympathique, pour se distribuer au diaphragme et s'anastomoser, dans l'abdomen, avec le plexus solaire.

—

Rappelons ensuite que les deuxième et troisième nerfs intercostaux fournissent une branche perforante qui se distribue dans l'aisselle et la partie interne du bras.

—

Les poumons reçoivent leurs nerfs des pneumogastriques et de leurs accessoires, ainsi que du grand sympathique, et ces nerfs communiquent directement avec les racines antérieures des nerfs vertébraux. Il en est de même pour le cœur.

—

De ces dispositions anatomiques déduisons les liens des névralgies de la poitrine. Et d'abord disons que, généralement, on tend à confondre le contenant et le contenu. C'est, qu'en effet, la distinction est souvent difficile à établir en dehors des lésions organiques. Ainsi on a réuni sous le nom d'asthme de poitrine des affections toutes différentes.

Névralgies pleurétiques.

—

Elles sont caractérisées par les douleurs lancinantes ou points de côté, augmentant par les mouvements d'inspiration, qui sont brusques, saccadés.

Dans le rhumatisme des muscles pectoraux, il y a dyspnée, sentiment pénible de resserrement.

Dans la pleurodynie, la douleur occupe les espaces intercostaux.

Dans la sternalgie, les douleurs irradient vers le creux de l'aisselle et le bras du côté affecté.

—

Ces différentes douleurs s'étendent, plus ou moins marquées, vers le dos. La phrénopathie retentit, au contraire, dans l'épaule et le cou ; d'un autre côté, elle barre la poitrine et se confond avec l'épigastralgie, dont nous nous occuperons plus loin ; elle est accompagnée de hoquet et du rire sardonique et augmente par les mouvements du diaphragme.

—

Nous avons maintenant les névralgies intrâthoraciques.

Dans la cardiodynie, la douleur, tantôt sourde, tantôt vive, s'accompagne d'oppression et de tendance à la syncope. Le pouls est petit, irrégulier. Quand la douleur occupe le péricarde, elle se confond souvent avec la névralgie intercostale et irradie dans la région sous scapulaire ; ou la provoque ou l'augmente par une pression profonde sur l'épigastre de bas en haut et de gauche à droite. La phrénopathie présente pour caractère d'augmenter par la pression vers les scalènes, de haut en bas.

—

Enfin l'angine de poitrine résume ces différentes douleurs et anxiétés, comme l'indiquent les noms qui ont été donnés à cette affection : *Angor pectoris*, *sténocardite*, *névralgie cardiaque*, etc. Cette névralgie procède par accès et force le malade à s'arrêter ; il éprouve une anxiété extraordinaire, est pâle, froid, sa poitrine est comme serrée dans un étau, et il y porte instinctivement la main ; et cependant la respiration est libre, et ni l'auscultation ni la percusion n'y font reconnaître le moindre obstacle ou bruit anormal. L'accès se termine par les éructations et une abondante diaphorèse. Cela prouve que tous les nerfs de la poitrine sont engagés.

—

Ces névralgies doivent être combattues avec vigueur ; la petitesse de pouls, le froid des extrémités s'opposent, en général, aux déplétions sanguines, si ce n'est à la fin pour dégager la poitrine. Il y a douleur, spasme, oppression, insuffisance respiratoire et circulatoire, c'est donc par ces symptômes qu'il faut commencer. On se trouvera bien de l'emploi de l'arséniate de strychnine, de la cicutine et de l'hyosciamine.

P. Arséniate de strychnine. 20 granules (1/2 mill.)
P. Cicutine............... 20 granules (1/2 mill.)
P. Hyosciamine........... 20 granules (1/2 mill.)
De chaque un granule, toutes les demi heures, jusqu'à sédation.

En même temps on appliquera des ventouses scarifiées au thorax et on révulsera sur les extrémités inférieures.

Si les accès tendent à se rapprocher, on donnera l'arséniate ou l'hydro-ferro-cyanate de quinine.

Dans les névralgies diathésiques rhumatismales on donnera l'arséniate d'antimoine.

P. Arséniate d'antimoine, 20 granules (0,001).
Six à huit granules par jour.

Dans les névralgies arthritique, on administrera la digitaline et l'arséniate de fer.

P. Digitaline............ 20 granules (0,001).
P. Arséniate de fer...... 20 granules (0,001).
De chaque un granule, six, huit, dix, douze grauules par jour, selon l'acuité des accès.

Névralgies abdominales.

—

Nous devons, encore ici, rappeler la source des nerfs intra et extra abdominaux.

—

Les nerfs de la paroi abdominale procèdent du segment dorsal de la moëlle épinière, c'est donc vers cette région que retentissent toutes les douleurs; de même, au côté interne des cuisses et aux parties génitales externes, à cause des nerfs inguinaux ou génito-externes. Ainsi le nerf inguinal supérieur ou ilio-scrotal, qui procède du premier nerf lombaire, se distribue au bas-ventre et à son tégument et fournit une branche qui traverse l'anneau inguinal externe, s'anastomose avec les nerfs spermatiques et se continue dans les téguments de l'aîne et du scrotum.

—

Quant aux nerfs viscèraux, ce sont les pneumogastriques et le grand sympathique qui les fournissent. Les pneumogastriques s'anastomosent avec les nerfs phréniques, surtout à gauche : de là, des irradiations vers l'épaule dans les névralgies internes.

Épigastralgie.

—

Il est assez difficile d'en préciser le siége ou point de départ, surtout quand elle se généralise. Il y a cependaut quelques indications que fournit l'anatomie. Ainsi l'épigastralgie s'étend, le long du sternum, au côté gauche du thorax, la respiration est gênée et il y a quelquefois symptômes de dyspnée. Cette douleur n'est pas influencée par la digestion, comme dans la gastrodynie. Celle-ci retentit vers la tête et il y a céphalalgie. L'épigastralgie, en se portant vers le dos, donne la sensation d'une *barre*. La pression entre les septième et huitième côtes l'augmentent.

—

Les douleurs abdominales internes ou cœlialgies, occupent différents points selon l'organe qui en est spécialement le siége ; elles augmentent par la pression profonde, et diminuent par la compression superficielle. Ces douleurs irradient vers les lombes et les aînes ; toutes sont térébrantes et syncopales, ainsi que l'indiquent les noms qui leur ont été donnés par quelques auteurs. La fièvre qui les accompagne est une fièvre algide, comme nous l'avons vu dans la fièvre pernicieuse, le choléra. Le traitement qu'elles réclament est le même : c'est-à-dire qu'il faut calmer les douleurs et soutenir, en même temps, la vitalité : on aura donc recours aux calmants tels que le sulfate de strychnine, l'hyosciamine, la cicutine.

P. Sulfate de strychnine.... 20 grauules (1/2 mill.)
P. Hyosciamine .... 20 granules (1/2 mill.)
Un granule, de demi heure en demi heure, jusqu'à sédation.

—

Si les douleurs font retour ou procédent par accès, on donnera immédiatement l'hydro-ferro-cyanate de quinine, qui sera ici le meilleur sédatif dans l'espèce.

P. Hydro-ferro-cyanate de quinine... 20 granules (0,001.)
Deux granules, d'heure en heure, jusqu'à sédation.

Gastrodynie.

—

En dehors du sentiment de la faim, qui dégénère en tiraillements douloureux et même en inflammation quand il n'est pas satisfait, l'estomac peut être le siége de douleurs très vives, comme on le remarque dans les dyspepsies. Nous étant occupé de ces dernières, nous n'avons pas à y revenir.

—

La cardialgie est un degré élevé de gastrodynie, et exige les mêmes moyens. Le spasme douloureux, tantôt remonte, tantôt descend; il peut donc y avoir des phénomènes thoraciques, pulmonaires, cardiaques, et des phénomènes néphritiques, ovariques, utérins, selon les nerfs affectés.

—

Le traitement doit consister dans l'emploi de la quassine, de la strychnine, de la codéine, de l'hyosciamine, de la quinine, des arséniates, des ferrugineux.

P. Arséniate de strychnine 20 granules (1/2 mill.)
P. Hyosciamine........... 20 granules (1/2 mill.).
P. Codéine...... .. .. 20 granules (0,001).

De chaque un granule, tous les trois quarts d'heure, jusqu'à sédation.

P. Hydro-ferra-cyanate de quinine. 20 granules (0,001).
P. Strychnine..................... 20 granules (1/2 mill.).

De chaque un granule, d'heure en heure.

—

Dans les cas rebelles :

P. Arséniate de quinine. 20 granules (0,001).
P. Arséniate de fer..... 20 granules (0,001).

Deux granules à la fois, de demi heure en demi heure, ou d'heure en heure, selon la longueur des intermissions.

Coliques hépatiques.

Les coliques hépatiques se distinguent par leur extrême violence, un état lipothymique, des convulsions de toute la partie droite du corps, les vomissements, et, à la suite, un ictère plus au moins prononcé. Comme la cause peut être mobile tels que, des calculs biliaires, un accès goutteux, rhumatismal, hystérique, la colique disparaît avec autant de rapidité qu'elle s'est déclarée ; mais l'ictère à besoin d'un certain temps pour se dissiper.

Dans la colique hépatique, la douleur éclate, quelques heures après le repas, au passage du chyme dans le duodénum ; dans la colique spasmodique, par suite d'une émotion vive, ou d'absence des règles ; dans la colique rhumatismale à la suite d'un refroidissement, et dans la colique goutteuse aux approches d'un accès, ou par un accès irrégulier.

Le traitement consiste dans les bains tièdes et les calmants, tels que l'hyosciamine, la cicutine, la narcéine.

P. Hyosciamine.... .. 20 granules (1/2 mill.)
P. Cicutine.......... 20 granules (1/2 gramme).
P. Narcéine.......... 20 granules (0,001).
Un granule de chaque, d'heure en heure, jusqu'a sédation.

—

Dans la colique rhumatismale, et dans la colique goutteuse, on fera usage des remèdes propres à ces diathèses. (Voir plus haut.)

—

Dans la colique toxique, il s'agit, tantôt de sels de plomb ou de cuivre, tantôt d'agents miasmatiques. Ces coliques doivent être traitées comme les coliques intestinales de même nature. (Voir plus loin).

Splénodynie-splénalgie.

—

La douleur est violente du côté gauche, avec un sentiment de défaillance, rayonnant vers l'épigastre, le dos, l'épaule et le bras gauches, jusqu'à la pointe des doigts. Elle cesse pour reprendre brusquement, après un certain intervalle. Cette douleur est due à une congestion de la rate, qui peut donner lieu à des vomissements sanguins (hématémèse), ou bien à une névralgie aiguë des nerfs pléniques. Ce sont ces causes qui détermineront le traitement : tantôt des sangsues, tantôt des calmants, et, parmi ces derniers, l'hyosciamine et l'hydro-ferro-cyanate de quinine. Les douleurs phréniques gauches se confondent souvent avec celles de la rate. Dans ce dernier cas, il y a le facies splénique, comme dans l'ictère hépatique, la jaunisse.

Coliques intestinales.

Parmi les diverses coliques notons : d'abord la colique rhumatismale, se distinguant par sa forme rémittente ou intermittente, qui la différencie du catarrhe intestinal où la douleur est continue, et de l'entérite où elle est aiguë, tensive, accompagnée de tous les phénomènes de l'irritation. Dans ces diverses affections, il y a diarrhée ou flux de ventre, mais le traitement n'est pas le même puisque la colique rhumatismale exige l'emploi des antirhumatismaux généraux, tel que l'arséniate d'antimoine. Dans la pratique, il arrive cependant que ces affections coexistent, et alors ce sont les émollients, les bains, les sangsues qui doivent être employés jusqu'à ce que l'état aigu dissipé, permette d'arriver aux antimoniaux. Nous en dirons autant des coliques arthritiques ou goutteuses, qui demandent l'emploi de la colchicine, de la digitaline et de l'asparagine.

P. Colchicine.. ...... 20 granules (0,001).
P. Digitaline.... .... 20 granules (0,001).
P. Asparagine........ 20 granules (0,001).

De chaque un granule d'heure en heure jusqu'à diaphorèse et diurèse, avec dilatation des pupilles.

—

La colique toxique est surtout produite par l'inhalation des vapeurs ou poussier de plomb. Les douleurs, très vives, se concentrent vers l'ombilic. On a prétendu qu'elles résidaient exclusivement dans la paroi abdominale, mais les vomissements verdâtres, le liséré livide des gencives, le liséré noir du pli des ongles, prouvent qu'il s'agit d'une intoxication générale. Il y a coliques comme il y a arthralgies et ces douleurs se terminent par des paralysies.

—

Pour le traitement il faut avoir égard à ces circonstances ; employer des évacuants, tant que les saburres l'indiquent (soit sels de Sedlitz, soit huile de ricin), et, cela fait, passer aux calmants, principalement l'hyosciamine ou l'atropine, les strychnées.

P. Hyosciamine......... 20 granules (1/2 mill.).
P. Sulfate de strychnine. 20 granules (1/2 mill.).
De chaque un granule, d'heure en heure, jusqu'à sédation.

—

Nous avons dit que la strychnine détend les fibres musculaires lisses.

—

Quant à la diathèse saturnine, on la combattra par l'iodure potassique, soit en potion, soit en granules. L'usage journalier des sels de Sedlitz complétera cette cure.

—

La colique de cuivre est plus rare ; la douleur est également concentrée autour de l'ombilic, mais le ventre, au lieu d'être rétracté, est tuméfié, tendu et sensible à la pression. Les matières évacuées sont jaunâtres, il y a anorexie, nausées, vomissements, céphalalgie, lassitude, fièvre. Le traitement consiste dans les évacuants, les calmants et les neutralisants chimiques.

—

Nous rappellerons ici l'expérience de M. Cl. Bernard. Après avoir injecté une faible quantité de sulfate de cuivre dans les veines d'un animal, sur lequel il avait préalablement établi une fistule biliaire, en peu de temps la présence du sel métallique a été sensible dans la bile, tandis que les urines en présentaient des traces à peine perceptibles. C'est donc sur le foie qu'il faut agir dans tous les empoisonnements minéraux : voilà pourquoi les sels de Sedlitz sont si utiles ; en même temps, on prescrira la quassine, qui a pour effet de faire couler la bile dans l'intestin.

—

Il est un genre de colique nommée *miasmatique*, et dont le choléra est la plus haute expression. On l'observe dans les endémies et épidémies, et finit par amener la paralysie de l'intestin, comme la colique saturnine, dont elle diffère par l'absence des altérations des gencives et la rétraction du ventre. M. Fonssagrives indique encore la persistance de la contractilité électrique des muscles paralysés et une marche plus continue, et un plus grand danger. L'arséniate et l'hydro-ferro-cyanate de quinine contre les accès, l'hyosciamine contre le spasme aigu, l'arséniate de strychnine, voilà les modicateurs auxquels il faut avoir recours.

P. Arséniate de quinine.. 20 granules (0,001).
P. Hyosciamine .... 20 granules (1/2 mill.)
De chaque un granule, d'heure en heure, jusqu'à sédation.
De même avec l'hydro-ferro-cyanate.

—

Dans la forme paralytique, on pourrait essayer

de la *bryonine* ou de l'*ésérine*, qui ont pour effet de réveiller la contractilité de l'intestin.

Dans le *miserere*, avec vomissements de matières stercorales, indiquant un étranglement interne, les auteurs ne sont pas d'accord sur l'endroit où il faut pratiquer l'anus artificiel. Est-ce dans la région lombaire ou dans la région inguinale gauche? Nous pensons que c'est cette dernière qu'il faut préférer. A quoi servirait l'anus lombaire? La plupart du temps à rien, puisque l'obstacle est à l'intestin grêle : le plus souvent aux circonvolutions iléales. Il suffira que ce soit la partie ballonnée de l'intestin pour être sûr qu'on est au-dessous de l'obstacle. L'ouverture du péritoine n'offre aucun danger, ainsi que le démontrent l'ovariotomie et la kélotomie. Il faut donc pratiquer l'opération dès que les symptômes d'étranglement existent. A quoi bon laisser le malade s'épuiser? Les ponctions capillaires? c'est comme si on voulait dégonfler un fleuve avec le chalumeau. La prudence a de singulières témérités !

Colique hémorroïdale.

Cette colique ressemble beaucoup à la colique utérine, puisqu'elle est accompagnée de portées sur le bassin et l'anus. Elles sont dues à une névralgie du plexus hypogastrique et irradient vers la région lombaire. Quelquefois elles annoncent une myélite, quand on a abusé des plaisirs vénériens. Les sangsues à l'anus, les bains, les calmants : hyosciamine, cicutine, camphre bromé, constitueront ici le traitement.

P. Hyosciamine.......... 20 grannles (1/2 mill.)
P. Cicutine.................. 20 granules (1/2 mill.)
P. Camphre bromé.......... 20 granules (0,01).
De chaque un granule, toutes les heures, jusqu'à sédation.

Coliques ovario-utérines.

On les observe surtout chez les jeunes filles, aux approches ou au moment des règles. Les douleurs sont térébrantes et se portent vers les parties internes des cuisses. On les calmera par les mêmes moyens que les coliques hémorroïdales.

Coliques néphrétiques.

Elles sont d'une violence extraordinaire et déterminent la rétraction douloureuse du testicule, du côté atteint. Le pouls est petit et la face couverte d'une sueur froide. Les calculs ou graviers, le rhumatisme, la goutte, sont les causes les plus fréquentes. Le traitement consiste dans les bains, les sangsues, les calmants : hyosciamine, cicutine, colchicine.

P. Hyoscianine.... 20 granules (1/2 mill.).
P. Cicutine....... 20 granules (1/2 mill).
P. Colchicine.... 20 granules (0,001).
De chaque un granule d'heure en heure jusqu'à effet.

Coliques cystiques.

Il existe des ténesmes vésicaux intenses; la moindre goutte d'urine donne la sensation d'un corps brûlant; il y a des alternatives de dysurie et d'incontinence d'urine. On les observe surtout chez les femmes sur le retour, ou chez celles qui sont atteintes de diathèse dartreuse, rhumatismale, goutteuse, etc. C'est une affection très rebelle. On y opposera les bains, les calmants et les nervins.

P. Hyosciamine...... 20 granules (1/2 mill.)
P. Cicutine........ 20 granules (1/2 mill.)
De chaque un granule, de demi-heure en demi-heure, jusqu'à sédation.

—

L'incontinence d'urine étant due à une paralysie du corps de la vessie, on y opposera la strychnine ou la brucine.

P. Sulfate de strychnine 20 granules (1/2 mill.).
Un granule toutes les heures, jusqu'à concurrence de 6 à 8 par jour.

—

Ces deux ordres de moyens peuvent se combiner quand il existe en même temps spasme et paralysie.

P. Hyosciamine......... 20 granules (1/2 mill.)
P. Cicutine........... 20 granules (1/2 mill.)
P. Sulfate de strychnine. 20 granules (1/2 mill.)
De chaque un granule, toutes les heures, jusqu'à sédation.

TRAITEMENT DOSIMÉTRIQUE DES NÉVROSES.

—

Nous rangeons dans la catégorie des névroses tous les troubles de l'innervation sans douleur ni hypérémie : par conséquent, dépendant exclusivement d'un spasme des centres nerveux ou des nerfs.

Comme nous l'avons fait pour les névralgies, nous procéderons d'après l'ordre anatomique.

Névroses cérébro-spinales.

—

Nous ignorons les modifications moléculaires que subit la masse nerveuse en action ; des faits anatomo-pathologiques semblent démontrer que le tissu nerveux, comme le tissu musculaire, comme, au reste, les tissus parenchymateux, est susceptible de contraction et de resserrement. En effet, sur des cadavres d'épileptiques, on a trouvé les olives de la moëlle épinière indurées. Or, c'est de cette partie de l'axe cérébro-spinal que procèdent surtout les troubles de l'innervation. Ce fait a donc une haute importance ; il nous met sur la voie de la cause des névroses, ainsi que des moyens à y opposer.

—

Il y a spasme et absence de douleur, parce que l'affection réside spécialement dans les portions motrices, c'est donc là qu'il faut agir. De là, l'utilité des strychnées et des belladonnées, et l'inutilité des opiacés. Faute de reconnaître ce principe pathogénique, on risque de convertir une névrose en idiotie.

—

Mais les névroses dépendent aussi du sang : qu'il soit impur ou pêche par sa crase. On sait que les descendants de parents syphilisés ou ayant fait abus de boissons spiritueuses, expient durement ce pécher originel. C'est donc également à rétablir la crase sanguine qu'il faut s'attacher ; de là, la nécessité des métaux et des métalloïdes. (*Voir diathèses*).

—

Parmi les névroses cérébrales, nous placerons le délire nerveux, tant aigu que chronique, caractérisé par une grande agitation, sans perte de connaissance — ce qui différencie ce délire de l'épilepsie et de la catalepsie. — Le répertoire en a rapporté un cas remarquable, auquel nous renvoyons le lecteur.

—

Dans le délire nerveux, il faut s'abstenir des débilitants ; les antispasmodiques, tels que les éthers, les gommes-résines, etc., n'ont qu'une action momentanée, il faut recourir à des moyens plus énergiques : l'acide phosphorique, le sulfate de strychnine, les valérianates.

P. Acide phosphorique....... 20 granules (0,001.)
P. Sulfate de strychnine...... 20 granules (1/2 mill.)

De chaque un granule, toutes les heures, jusqu'à concurrence de 10 par jour.

P. Valérianate de zinc....... 20 granules (0,01).

Un granule toutes les heures, jusqu'à concurrence de 10 par jour.

P. Valérianate de fer......... 20 granules (0,01.)

Un granule, d'heure en heure, jusqu'à concurrence de 10 par jour, contre la chloro-anémie.

P. Valérianate de quinine..... 20 granules (0,01.)

Dix à douze granules par jour, (dans les névroses cérébrales intermittentes.)

Névroses hystériques.

—

Elles résument presque tout ce genre d'affections. La question est de savoir si c'est l'utérus ou la moëlle épinière qui en sont le point de départ. C'est cette dernière opinion qui est la plus probable, puisque la plus haute expression de la maladie c'est l'hystérie épileptiforme. Dès ce moment, ce n'est pas sur l'utérus qu'il faut agir, mais sur la moëlle. Des frictions énergiques le long de la colonne vertébrale font cesser les accès beaucoup plus rapidement que tous les antispasmodiques. Il en est de même des strychnées, pour empêcher les retours, tandis que les antispasmodiques ne sont que des palliatifs et ne font qu'entretenir la maladie en l'efféminant. Le même traitement que pour le délire nerveux est indiqué ici.

Pneumatoses.

Nous n'entrerons pas dans les détails des névroses; ils sont trop connus; nous nous occuperons seulement d'un phénomène qui accompagne les névroses des organes creux, ou des pneumatoses, ce qui nous conduira à des applications pratiques importantes.

On sait que toutes les cavités en rapport direct avec l'extérieur, sécrètent du gaz acide carbonique;

ce sont des espèces de cheminées pour la respiration : ainsi des poumons, de l'estomac, des intestins et de l'utérus. Or, qu'arrive-t-il en cas de spasme? Les gaz ne peuvent s'échapper, et la cavité ou les cavités se ballonnent, se paralysent en deça de l'obstacle. De là, les phénomènes de l'asthme, de la tympanite, de la physométrie, etc. De là, aussi, le traitement de ces affections, consistant dans l'emploi simultané des strychnées et des mydriatiques.

Laryngisme.

C'est l'état spasmodique idiopathique du larynx ou plutôt de la glotte. Il peut dépendre d'une rupture d'équilibre entre les muscles dilatateurs et les muscles constricteurs ou d'un spasme tonique de ces derniers. Dans le tétanos laryngien, tel qu'on l'observe dans l'hydrophobie — rabifique du non — le malade est pris, tout-à-coup, d'un accès de suffocations qui se termine par l'œdème de la glotte et la mort. Dans le *spasme paralytique* — nous soulignons ces mots parce qu'on pourrait trouver étrange leur union — le spasme continue, tant que la paralysie subsiste.

—

Pour le traitement il faut tenir compte de cette double circonstance ; c'est-à-dire, tantôt donner les mydriatiques (hyosciamine, atropine), tantôt les strychnées ; quelquefois les deux à la fois.

P. Strychnine........ 20 granules (1/2 mill.)
P. Hyosciamine...... 20 granules (1/2 mill.)
De chaque un granule d'heure en heure.

—

On pourrait, dans ces cas, tenter l'emploi de l'ésérine.

Œsophagisme.

—

Les mêmes considérations se rattachent à l'œsophagisme ou spasme de l'œsophage. Il peut dépendre d'un état tétanique de ce conduit, ou d'une rupture d'équilibre par suite de la paralysie des muscles dilatateurs. La médication servira souvent de pierre de touche. Le répertoire en a donné des cas remarquables.

Toux aboyante.

Ce qui caractérise cette toux, c'est l'absence de toute irritation, douleur ou sensation pénible, et une exagération de timbre au point de produire un aboiement. (Voir le Répertoire). Il faut la combattre par les moyens antinévrosiques et antidyscrasiques : arséniates, ferrugineux, cyanures ; l'hydro-ferro-cyanate de quinine est ici particulièrement indiqué.

P. Hydro-ferro-cyanate de quinine (20 granules (0,001).
Un granule, d'heure en heure, jusqu'à concurrence de huit à douze par jour.

Asthme.

Déblayons d'abord le terrain ; on a compris sous le nom d'*angine de poitrine* des affections qui n'ont rien d'essentiel puisqu'elles dépendent, tantôt d'une névralgie, tantôt d'un engorgement ou hypérémie, tantôt d'un obstacle organique ou mécanique.

L'asthme vrai, est celui qui puise surtout sa source

dans la moëlle épinière. Il n'y a qu'à regarder un asthmatique pour voir qu'il tient plus ou moins de la famille des rachitiques : il a la tête entre les épaules, le crâne volumineux, le dos plus ou moins voûté, la poitrine plate ; sa respiration est sonore, et, par moments, bruyante, sifflante, sans aucun râle, hors des accès. Ceux-ci commencent graduellement : la respiration devient de plus en plus difficile, saccadée ; la face, d'abord pâle, exprime une grande anxiété, puis s'injecte et bleuit. L'asthme est alors à son apogée et on peut dire qu'une asphyxie carbonique a lieu. En effet, l'expiration contient jusqu'à 11 volumes de carbone pour 89 volumes d'azote.

—

Qu'est-ce qui s'est produit? Évidemment, un spasme des petits bronches, et, partant, une dilatation des cellules pulmonaires. Aussi, la poitrine est-elle très sonore à la percussion. Vers la base, il y a souvent du tympanisme, parce que dans l'estomac il y a également accumulation de gaz. Le souffle vésiculaire est diminué, supprimé entièrement ou remplacé par un souffle tubo-vésiculaire rude et précipité, quand par moments l'air vient à pénétrer dans les poumons. Il y a des râles ronflants et sibilants mobiles, c'est-à-dire changeant à chaque instant de place. Les râles sibilants sont plus aigus, plus intenses et plus longs à l'expiration qu'à l'inspiration. A la fin de l'accès, les râles deviennent humides, les bulles de plus en plus grosses.

—

L'accès débute tout d'un coup ou par degrés, et cesse de même subitement ou graduellement avec une expectoration épaisse et toux. Il laisse une grande lassitude, de la brisure de tout le corps. La chaleur revient et il se produit une abondante diurèse; les urines sont chargées de mucus uratés.

—

Rarement il y a un accès unique, ou, s'il existe, c'est plutôt une *sternalgie* (voir plus haut). Il y a des périodes se composant de plusieurs accès successifs.

—

L'asthme cesse avec l'âge; mais cette circonstance peut tarder ou bien ne pas venir du tout, parce que, entre temps, les individus sont enlevés par des maladies organiques du cœur ou des poumons. En somme, c'est une question de résistance vitale.

—

Avant de parler du traitement, disons un mot du diagnostic différentiel, parce que c'est ce dernier qui doit décider la question.

Nous avons déjà donné le cachet de l'asthmatique, et sa constitution essentiellement veineuse. L'absence de tous signes physiques de maladies organiques du cœur et des poumons vient encore corroborer ce premier jugement.

—

Nous ne parlerons pas de l'angine de poitrine, si douloureuse, et donnant lieu à une fièvre, tantôt continue, tantôt rémittente, tantôt intermittente. Dans l'asthme, absence complète de douleur, et l'accès se termine par le retour de la chaleur. Dans l'angine de poitrine, au contraire, la chaleur est souvent le commencement d'une véritable inflammation. Dans l'asthme, la congestion est toujours passive.

—

Cela dit, quel sera le traitement de l'asthme ? Ce traitement devra évidemment être celui des diverses conditions générales et locales de la maladie.

Quant aux premières, il est évident qu'il y a dyscrasie, que celle-ci soit héréditaire ou accidentelle. Celle-ci est plus facile à enlever que la seconde, car si on peut se soustraire au climat, on ne le peut aux vices de naissance.

—

Toujours est-il que beaucoup d'asthmatiques

guérissent ou s'améliorent en changeant de climat. Ceux qui habitent un pays marécageux doivent se rendre dans un pays sec. Ce qui est surtout nuisible à l'asthmatique, c'est l'air chargé de vapeurs humides. — Un air trop sec ne lui conviendrait cependant pas également (*inter utrumque*). L'asthmatique se trouvera également bien du séjour au bord de la mer, parce que c'est là que la pression barométrique de l'air est la plus considérable. Les plateaux très élevés ne feraient qu'ajouter à sa difficulté de respirer. Ici encore, il y a des intermédiaires.

—

En deuxième lieu, on améliorera la crase sanguine par les altérants et les reconstituants : iodure de potassium parmi les premiers, iodure de fer, parmi les seconds. — Nous indiquerons également les arséniates, bien qu'on ait prétendu qu'ils produisent l'emphysème pulmonaire. Évidemment, on a pris un effet de la maladie pour un effet du remède. L'arsenic peut, en effet, produire une intoxication paralytique, comme le plomb, le cuivre, mais c'est quand on en exagère la dose ou qu'on prolonge le traitement outre mesure. Car, avec ces remèdes, comme en tout, *est modus in rebus*. On soumettra donc les asthmatiques à un régime iodé ou arsenical selon les causes et les constitutions.

—

Quant au traitement des symptômes asthmatiques, il faut avoir égard à ceux de spasme et ceux de paralysie, ainsi que nous l'avons dit plus haut. Il y a, en effet, spasme ou resserrement des petites bronches au moment de l'accès, ainsi que l'indiquent les râles sibilants, aigus, fins, plus intenses à l'expiration qu'à l'inspiration. Dans celle-ci il y a, en effet, l'aspiration, et quoique les poumons ne soient pas libres, l'air y pénètre cependant avec plus de facilité qu'il n'en sort. Quant à l'inspiration, il ne faut pas perdre de vue que les muscles de la poitrine, surtout le diaphragme, sont dans un état voisin d'asphyxie pendant toute la durée de l'accès, ne recevant que du sang veineux.

—

Il faut donc, à la fois, agir sur le spasme et la paralysie, par l'emploi des strychnées et des mydriatiques.

P. Arséniate d'antimoine... 20 granules (0,001).
P. Hyosciamine........... 20 granules (1/2 mill.).
De chaque un granule, d'heure en heure, pendant l'accès.

—

Il y a un genre d'asthme qui se rattache à une

névrose de la moëlle épinière, ou rachialgie. En explorant la colonne vertébrale, on découvre un point douloureux dans sa région cervicale. On y appliquera des ventouses, un moxa au besoin, et on donnera à l'intérieur la cicutine,

P. Cicutine. .. 20 granules (1/2 mill.)
Un granule, d'heure en heure; jusqu'à huit par jour.

Dans le traitement de l'asthme, il faut tenir compte des diathèses, car, quoiqu'aucune ne produise la maladie absolument, elles la favorisent. Ainsi l'asthme des rhumatisants se traitera par les antimoniaux.

P. Arséniate d'antimoine, 20 granules (0,001).
Huit à dix granules par jour, en statant tous les dix ou quinze jours.

L'asthme des goutteux demande la colchicine, la quassine, la jalapine, à cause de l'inertie des voies digestives et urinaires. (*Voir diathèse goutteuse*.

L'asthme des syphilitiques pourra réclamer les mercuriaux et des iodés. (*Voir diathèses syphilitique*.)

L'asthme toxique exige le traitement de l'intoxication à laquelle il est dû. Tel est l'asthme des ouvriers qui travaillent le plomb, le cuivre, le mercure.

—

Enfin, il y a l'asthme des fumeurs, l'asthme des buveurs, l'asthme des fumeurs d'opium, en un mot de tous les excès qui amènent la dyscrasie sanguine, y compris des affections tristes.

—

On n'en finirait pas si, à ces diverses catégories d'asthme, on voulait joindre les asthmes sympathiques, procédant de l'intérieur ou de l'extérieur du corps. Ainsi, il y aura à examiner si la détresse respiratoire n'est pas plutôt cause qu'effet. Quoiqu'il en soit, il faudra en tenir compte dans le traitement. Ainsi, dans l'asthme hémorroïdaire, il faut recourrir à la saignée locale. En tout cas, il sera important de tenir le corps libre au moyen des sels de Sedlitz.

—

Quant aux dyspnées par causes organiques nous en parlerons dans la deuxième partie de ce manuel.

Tympanite gastrique ou gastro-pneumatose.

—

Il est d'autant plus important de distinguer ce genre d'affection, que souvent elle se confond avec l'asthme et pourrait être prise pour ce dernier ou vice-versa. Quand la région épigastrique est tendue et soulevée, le diaphragme, refoulé en haut, est gêné dans ses mouvements ; il y a dyspnée. Mais bientôt la distension de l'estomac devient douloureuse et il y a cardialgie. L'éructation, qui soulage le malade, confirmera le diagnostic.

—

Nous ne parlons pas des gaz dyspeptiques, mais des gaz névrosiques. Ceux-ci, comme nous l'avons dit, sont composés uniquement d'acide carbonique, tandis que les premiers (les dyspeptiques) varient d'après la nature des aliments ou de la dyspepsie elle-même : tantôt acide, tantôt alcaline.

—

La gastro-pneumatose est une névrose de l'estomac. Les sphincters sont spasmodiquement contractés, de sorte que rien ne peut entrer ni sortir, et le corps de l'organe est sub-paralysé. Les remèdes sont donc, les antispasmodiques et les excitants ; par conséquent, l'hyosciamine, la strychnine ou la brucine. Les éthers détendent momentanément les sphincters, mais ne guérissent pas la maladie.

—

Mêmes remarques pour la tympanite intestinale, pour la tympanite péritonéale, pour celle de la matrice ou physométrie. Toutes ces pneumatoses sont dues à une insuffisance respiratoire : l'acide carbonique s'accumule à l'intérieur parce qu'il n'est pas exhalé en assez grande proportion par les surfaces respiratoires proprement dites : peau et poumons. C'est donc par un régime franchement gymnastique qu'il faudra parer à cet inconvénient, car, à proprement parler, ce n'est pas une maladie ; à moins que la tympanite soit organopathique. Les femmes chloro-anémiques, aux approches des règles, voient quelquefois leur ventre gonfler. Combien de fois, après une période gestative, n'a-t-on pas vu l'espoir de la maternité s'en aller, non en fumée, mais en vent ?

—

Encore une fois, nous ne parlons ici que des tympanites névrosiques, car, quant aux tympanites organopathiques, on sait que généralement leur pronostic est mortel. Elle donne, dans ce cas, la mesure de l'adynamie.

Physométrie.

On donne ce nom à la distention de la matrice par le gaz — nous ne parlons pas des gaz putrides, comme dans la métrite et la métro-péritonite, mais d'une exhalation nerveuse de gaz carboniques —. Cet état peut en imposer pour une grossesse; mais la résonnance du ventre et l'expulsion sonore (*rot vaginal*) d'une partie du liquide puriforme, lorsqu'on introduit la sonde utérine dans la matrice, font ordinairement reconnaître l'erreur. Nous disons ordinairement, car ce signe pathognomonique est parfois difficile à obtenir, et quant à la tympanisation, elle peut être masquée par l'épaisseur de la paroi utérine. Le traitement consiste dans l'emploi de la strychnine et de l'hyosciamine.

Nous en avons donne un cas remarquable dans le Répertoire.

P. Hyosciamine....... 20 granules (1/2 mill.).
P. Strychnine........ 20 granules (1/2 mill.).
De chaque un granule, quatre fois par jour.

Hypochondrie.

—

Nous ne pouvons quitter le chapitre des névroses sans dire un mot de l'hypochondrie qui est, en quelque sorte, l'hystérie de l'homme. « L'hypochondrie et l'hystérie, dit Hufeland, ne diffèrent point essentiellement l'une de l'autre ; il n'y a entr'elles que la différence de sexe. L'hypochondrie est la forme que la maladie revêt chez les hommes, et l'hystérie celle sous laquelle on la rencontre chez les femmes. Ce qu'il y a d'important, c'est de distinguer le caractère phlogistique et le caractère nerveux de la constitution qui l'accompagne. »

—

En se servant du mot *phlogistique*, Hufeland entend la crase sanguine. Il est évident, en effet, que c'est sous ce rapport que l'hypochondre, comme l'hystérique, pêche.

—

Il y a, en effet, chez l'hypochondre un état hémorroïdal très marqué. Ce ne serait rien s'il ne s'agissait que d'une simple stase sanguine : quelques sangsues en auraient raison ; mais il y a quelque chose de plus : le sang de l'hypochondre n'est pas décarbonisé ; il est noir, résineux, plus fluide ; de là, son tempérament physique et son tempérament moral. De là, aussi, toutes les infirmités qui l'accablent. Son cerveau ne recevant pas du sang pur est comme ahurri ; il éprouve mille impressions anormales, qui vont jusqu'à la nosomanie pour les uns, à la vésanie pour les autres. Bien heureux si l'état convulsif et l'idiotisme n'en sont pas la conséquence !

—

La première chose, c'est donc d'améliorer la crase sanguine de l'hypochondre. Mais pour cela, il ne faut pas, comme dans le *Malade imaginaire*, prescrire des drogues tout aussi imaginaires que les impressions de l'hypochondre le sont peu. Il faut d'abord parler à sa raison plutôt qu'à ses caprices de malade, et, pour cela, lui prouver que ce qu'on fait pour lui est raisonné.

—

C'est ainsi que les arséniates sont ici particulièrement indiqués. En outre, il faut calmer le système nerveux par la cicutine et l'hyosciamine qui dissipent les spasmes, la narcéine, la codéine, la morphine qui appellent la tranquillité et le sommeil, la quassine qui éveille l'appétit, et surtout les sels de Sedlitz, qui favorisent les évacuations alvines.

—

Ce dernier point est important parce que les matières fécales sont résineuses et brûlées. On y voit des paillettes, et comme l'hypochondre est inquiet de sa santé, il s'imagine quelquefois qu'il est empoisonné. C'est le commencement de la folie, qu'il appartient encore au médecin d'arrêter.

—

On nous permettra de citer le cas suivant (bien que dans ce manuel nous avons dû nous abstenir de tous faits particuliers, renvoyant pour ces derniers au Répertoire.

—

Un hypochondre se croyait empoisonné par le cuivre, parce que, ayant l'habitude de travailler au tour, il prétendait avoir absorbé des parcelles de ce métal. Partant de là, il avait fait durcir de ses matières fécales — qui, à cause de l'état de spasme de l'intestin, étaient noires, allongées et tordues comme des chicotins de tabac —. Il m'en apportait quelques-uns afin que je les examinasse. Je vis de suite à quel malade j'avais à faire et, sans entrer dans de longues explications, lui dis de retourner au bout de quelques jours ; ce qu'il fit. Je lui dis qu'il avait raison, et que ses matières contenaient, en effet, du cuivre. Je lui fis voir les paillettes (qui n'étaient rien que des parties résineuses). Ce fut d'abord un grand soulagement pour mon pauvre hypochondre, d'autant plus que j'ajoutai que j'allais commencer un traitement neutralisateur. En effet, je lui prescrivis de l'iodure de potassium, en même temps que des pilules d'hyosciamine et de cicutine, et les sels de Sedlitz.

—

Au bout de deux semaines de ce traitement, je lui dis de m'apporter de nouveau de ses excréments desséchés. Ils étaient devenus jaunes et les parties résineuses avaient disparu, ce que je lui dis résulter du désempoisonnement général. La cure morale comme la cure physique était faite.

—

Nous le demandons, combien de malheureux ne seraient pas soustraits aux maisons d'aliénés si, au commencement, au lieu de les repousser, on les écoutait? Mais le médecin, trop souvent, ne se croit que pour le corps, et il néglige le moral. C'est une grande faute : il manque ainsi au premier de ses devoirs, qui est de soulager.

—

Et pour cela, il faut qu'il sache mettre de côté tout amour-propre. Un de mes clients est atteint d'une dégénérescence graisseuse du cœur ; et comme les malades de cette catégorie, il se croit asthmatique ; comme il a lu dans un journal qu'un médecin-pharmacien guérit cette affection, il s'est adressé à lui. Le guérisseur n'est pas un imbécile ; il a soin de dire à ceux qui ont recours à lui qu'il guérit tous les asthmes, sauf celui dépendant d'une maladie organique du cœur; et comme aucun de ces malades ne veut se condamner lui-même, tous se croient bel et bien asthmatiques. Il en est de même de mon patient et je n'ai garde de troubler son illusion. D'ailleurs, le traitement du pharmacien-médecin est logique, puisqu'il a pour base l'iodure de potassium. J'ai donc pris sur moi de le diriger, et mon pauvre malade s'en trouve à merveille, tandis qu'un traitement de moi, ne parvenant pas à enlever son mal, ne lui inspirerait peut-être pas la même confiance.

Phrénopathies.

Y a-t-il des aliénations mentales essentielles ou *sine materia*? La question à cette question n'est pas douteuse pour nous. Il n'en résulte pas que l'âme doive ou puisse s'abstraire du corps : ce sont deux parties dépendantes l'une de l'autre, comme le musicien de son instrument. La meilleure comparaison, dit Hufeland, est toujours celle du rapport entre l'organiste et son instrument : sans instrument, le meilleur musicien ne peut produire aucun ton, et il n'y a qu'un instrument bien accordé qui lui permette d'en produire de justes; si l'instrument est désaccordé, ces tons sont toujours faux, quoique ce soit la même personne qui joue.

—

Il y a dans cette image toute la doctrine et la pratique des phrénopathies.

—

Écartons d'abord les folies par causes organiques ; écartons également les idiotismes de naissance. Parlons des phrénopathies où l'âme souffre, parce que son instrument ou le cerveau *n'est pas accordé.*

—

C'est un état névrosique dont il serait difficile de déterminer le caractère, pas plus qu'on ne peut dire quelles sont les modifications qui se passent dans le cerveau pendant les opérations de l'esprit.

—

Tout ce qu'on sait, c'est que l'organe éprouve

divers degrés de turgescence et d'hypérémie selon qu'il est en activité ou en repos. Les plaies pénétrantes du crâne avec mise à nu de la substance cérébrale ont permis de faire de curieuses expériences. (*Voir le Répertoire.*)

—

Ce qui importe au praticien, c'est le mode d'action des agents médicamenteux ; ainsi la morphine, l'hyosciamine diminuent la turgescence cérébrale, de même que la strychnine et l'acide phosphorique. Il y a là de précieux enseignements pour l'emploi de ces agents dans les phrénopathies. Sans doute on a abusé de l'opium, et ce médicament grossier a produit plus de mal que de bien ; mais il n'en est pas ainsi de ses sels. Rien n'est plus propre à calmer l'agitation phrénopathique que de petites doses de morphine. S'il y a spasmes, on ajoutera l'hyosciamine ou la cicutine.

Dans l'aliénation mentale essentielle il y a, le plus souvent, hypochondrie : il faut agir sur la veine porte par les arséniates et la quassine.

—

Mais ce qu'il importe surtout dans le traitement des aliénés, c'est de les soustraire à leur idée fixe par la fatigue corporelle, comme le chagrin s'oublie par le travail. Malheureusement, le régime de nos maisons fermées ou manicomes, s'oppose à ce système. Disons que le régime colonial à l'air libre, tel que celui de Gheel, est bien préférable.

Dans la colonie campinoise il y a une infirmerie, en cas d'indisposition ou de grande agitation ; mais dès que l'aliéné est redevenu tranquille, il est rendu à sa famille d'adoption. Il existe une seule exception : la monomanie homicide, que rien ne fait présager, l'homicideur étant dissimulé pour arriver à ses fins. Il faut donc le tenir soigneusement enfermé.

—

Nous avons parlé, plus haut, du délire nerveux chronique, nécessitant l'emploi de l'acide phosphorique et du sulfate de strychnine ; rien de plus fréquent dans l'aliénation mentale. Cette excitation doit être calmée si l'on ne veut voir surgir de près la paralysie. Malheureusement, la plupart du temps, c'est l'atrophie cérébrale ou sclérose qui la détermine. Le mal est donc son remède, mais il peut être retardé dans sa marche.

—

L'abus des spiritueux est une grande prédisposition à l'aliénation mentale, notamment l'absinthe. L'absinthisme se distingue de l'alcoolisme parce que le premier est extatique, tandis que le second se caractérise par une grande agitation. L'acide phosphorique et le sulfate de strychnine sont particulièrement indiqués dans ces cas.

Névroses vermineuses.

—

Nous devons considérer ici l'helminthiasie au point de vue des mouvements réflexes que l'irritation par les vers détermine, Le plus apparent, c'est la dilatation des pupilles, et comme il y a souvent, concuremment, amblyopie, on pourrait croire à une altération des parties profondes de l'œil. Mais l'ophthalmoscope ne tarde point de renseigner sur ce point. L'amblyopie helminthiasique n'a rien de congestif ni d'exsudatif; il ne s'agit donc pas d'inflammation, mais plutôt d'un affaiblissement du sang, qui se caractérise par la présence de l'albumine dans les urines. (*Voir le Répertoire*).

—

Il faut admettre une action réflexe de la moëlle-épinière, suite de l'agacement des nerfs intestinaux. Les convulsions éclamptiformes se rattachent à la même circonstance. A propos de la névralgie hyolaryngienne, nous avons signalé l'hydrophobie, produite par des lombrics qui étaient remontées dans l'œsophage. Le tœnia donne lieu à quelque chose d'analogue, c'est-à-dire une sensation semblable à celle qui déterminerait un corps qui remonterait tout à coup à gauche jusque dans la gorge et retomberait ensuite. Mais c'est surtout du côté de la moëlle-épinière que l'agacement nerveux est le plus considérale.

—

Dans l'helminthiase, il faut autre chose qu'expulser les vers; il faut empêcher leur retour. Un régime tonique est donc nécessaire. La quassine contribuera beaucoup à entretenir le mouvement péristaltique de l'intestin et empêchera ainsi les germes des vers de se développer. Tous les amers, au reste, tuent les helminthes. La santonine est un bon moyen.

P. Santonine .... 20 granules (0,001).

Un granule, d'heure en heure, jusqu'à concurrence de 7, 8, 10 par jour.

Le lendemain, on donnera une cuillerée d'huile de ricin.

—

On a préconisé dernièrement le podophyllin : on en donnera le même nombre de granules que de la santonine. (*Voir le Répertoire.*)

—

Contre le tœnia, on connaît la puissance du cousso ; mais ce médicament est nauséeux, et les malades, à moins d'une ferme résolution, y repugnent. Il serait à désirer qu'on pût le débarrasser de son principe âcre ; mais c'est précisément celui-ci qui agit. La *koussine* n'a qu'une saveur astringente, et par conséquent est tout-à-fait insuffisante. Nous voudrions qu'on fît des expériences avec les alcaloïdes très amers, tels que la strychnine, lo colocynthine.

—

De tous les antihelminthiques les plus puissants sont les huiles essentielles, par conséquent, l'huile de térébenthine ; on en a obtenu de puissants effets contre le tœnia. On peut, au reste, l'aromatiser. Une cuillerée à soupe de cette huile suffit dans les conditions ordinaires. Une heure aprés, on administrera une potion d'huile de ricin pure. Cette huile a pour effet d'englober le ver et de l'empêcher de respirer.

———

DEUXIÈME PARTIE.

—

ORGANOPATHIES.

—

Dans la première partie de ce manuel, nous avons insisté sur l'état vital des maladies, parce que c'est là où elles sont le plus accessibles à nos moyens d'action — comme les places qu'on prend par surprise, au lieu de les battre en brèche et de n'avoir que des ruines.

C'est, hélas ! la lamentable histoire de l'anatomo-pathologie : autant cette science est utile pour le diagnostic, autant elle est stérile pour le traitement.

Dans l'examen des maladies organiques nous nous occuperons spécialement des accidents morbides symptomatologiques, les seuls encore susceptibles de guérison. « Une sorte de défaveur, dit feu le professeur Spring, pèsé, depuis trop longtemps, sur la symptomatologie; si elle ne se justifie pas, elle n'explique pas du moins la tendance propre à la médecine du XIXe siècle et qui en fait la gloire. En effet, à force de concentrer l'attention sur les lésions anatomiques, on s'est habitué, peu à peu, à regarder les troubles des fonctions comme des reflets insignifiants, variables, incertains; puis, comme c'était précisément contre la médecine dite symptomatique qu'on avait à lutter, il était naturel que l'étude des symptômes fût enveloppée avec elle dans une commune réprobation. Et pourtant, quelque sincère que soit l'admiration qu'on professe pour les progrès réalisés à l'aide des travaux anatomiques, microscopiques, chimiques, quelque convaincu qu'on soit de l'insuffisance d'un diagnostic et d'une thérapeutique purement symptomatiques, il n'en est pas moins vrai que ces troubles fonctionnels demeurent le sujet principal de la préoccupation du médecin, comme du malade. Hélas! il est si rare de guérir! tandis qu'il est toujours urgent de soulager. La douleur, le spasme, la paralysie, toutes les maladies des nerfs sont-elles connues même, de la médecine rigoureusement scientifique, autrement que comme des accidents fonctionnels? Et dans les maladies chroniques, incurables la plupart, que reste-t-il à faire, même au médecin le plus savant, sinon chercher à remplir les indications symptomatiques? Je ne parle pas des obstacles qui, dans la pratique de tous les jours, s'opposent si souvent à l'exploration méthodique complète des organes, et, par conséquent, à l'établissement du diagnostic certain de la lésion. Enfin, ai-je besoin de démontrer combien le diagnostic rationnel préalable, s'appuyant exclusivement sur les symptômes, facilite, dans tous les cas, le diagnostic matériel ou physique? »

—

C'est donc, la méthode symptomatique que nous allons suivre dans cette seconde partie de notre travail.

—

Nous devons, avant tout, donner un exposé succinct de l'anatomie pathologique. Celle-ci comprend deux ordres de lésions : 1° désordres histologiques ou de texture; 2° désordres mécaniques, de situation, de rapports, de volume, de capacité, etc., toutes circonstances qui influent sur les fonctions et les rendent souvent impossibles.

—

Procédons par un exemple : le cœur peut subir diverses altérations dans sa contexture, telles que hypertrophies, dégénérescences graisseuse, osseuse, calcaire, etc.; il peut être aussi le siége d'accidents mécaniques, tels que dilatation anormale de ses cavités, rétrécissement de valvules, etc.; accidents qui seront primitifs ou consécutifs, et laisseront à la médecine plus ou moins de latitude, selon leur degré d'avancement.

—

DÉSORDRES HISTOLOGIQUES.

Ces désordres doivent être recherchés dans le sang et constatés ensuite dans les tissus.

—

1° *Altérations des éléments histologiques du sang.* — Deux doctrines se présentent ici : celle de Virchow, et celle de son élève Cohnheim. Pour le célèbre auteur de la *Pathologie cellulaire*, la néoplasie consiste en cellules embryonnaires, provenant exclusivement d'une division des corpuscules connectifs du foyer inflammatoire. Ces cellules s'hypertrophient d'abord, puis le noyau grossit, le nucléole s'étrangle et se divise; le noyau se dichotomise à son tour, soit par scissure, soit par étranglement ; la masse protoplasmique donne ainsi naissance à deux cellules qui, pareilles aux cellules de l'embryon, sont dépourvues de membrane d'enveloppe.

—

De même que les animaux unicellulaires nommés *Amides*, les cellules embryonnaires peuvent modifier leurs formes et se déplacer. On voit le protoplasme qui les constitue, présenter vers sa périphérie des prolongements qui se ramifient, s'élargissent, se fusionnent. C'est à ces modifications de situation et de formes qu'on a donné le nom de mouvements « amiboïdes ».

—

Pour Cohnheim, la néoplasie inflammatoire résulte, moins de la prolifération des cellules du tissu conjonctif, que de la migration des globules blancs. Selon ce micrographe, on voit, dans les tissus enflammés, les globules blancs s'accoler contre la surface interne des vaisseaux et bientôt envoyer à travers leurs parois des prolongements qui servent successivement de pont à toute la masse globulaire. Une fois au-dehors, les globules blancs qui, pareils aux cellules embryonnaires, ne sont pas entourés d'une membrane, progressent en vertu de leur mouvement *amiboïde*.

—

C'est cette dernière doctrine que nous avons

développée dans le *Répertoire de médecine dosimétrique*, ainsi que dans la première partie de ce manuel, parce que c'est celle qui se prête le mieux à la thérapeutique. Comment réagir contre des germes morbides autrement que par la destruction? Mais les êtres néoplasiques ont la vie dure et avant que d'être détruits, c'est le malade qui succombe. N'est-ce pas là triste histoire du cancer confirmé?

—

Du moment, au contraire, où nous fesons tout procéder du sang, — c'est-à-dire, d'éléments normaux, — qui ne voit qu'en maintenant ce fluide dans ses conditions de vitalité on empêchera les productions pathologiques?

—

Disons maintenant un mot des néoplasmes : qui sont homœomorphes ou hétéromorphes, ou, plutôt, qui procédant des globules blancs du sang, se modifient d'après les conditions de milieu ou de vitalité. On aura donc beaucoup fait en empêchant les globules blancs de se multiplier outre mesure...

—

En chirurgie ou empêche l'inflammation par la compression méthodique, et on borne la suppuration par les pansements phéniqués. On empêche également ainsi la formation des vibrions et bactéries. Il y a, en outre, les modificateurs internes qui modèrent ou régularisent la circulation (alcaloïdes), empêchent la combustion du sang (arséniates), favorisent la conversion des globules blancs en globules rouges (ferrugineux, iodés, etc.); et nous avons vu dans la première partie de ce manuel combien ces moyens sont puissants.

—

Voilà pour la source des néoplasies; voyons maintenant ce que deviennent ces dernières dans les tissus :

Trois ordres de lésions peuvent en être la conséquence : l'hypertrophie, l'atrophie et la dégénérescence.

—

L'*hypertrophie* s'entend d'une surnutrition (et alors elle n'a de morbide que ses effets, qui sont plus violents que ne le comporte l'état physiologique), ou bien de la diminution, l'effacement de certaines cavités (comme on l'observe dans les hypertrophies du cœur), ou bien d'une multiplication numérique de fibres, de la prolifération des fibres-cellules. — Comme, en tous cas, il s'agit ici d'excès d'activité organique, il faudra y parer en retenant la nutrition au moyen d'un régime sévère et en accélérant la dénutrition par un traitement iodé. La saignée est indiquée quand il y a des gênes ou obstacles mécaniques à la circulation.

—

L'*atrophie* dépend d'une diminution de la nutrition et d'une augmentation de dénutrition, comme on le voit à la suite des traitements iodés trop prolongés. Elle peut dépendre aussi d'un défaut d'afflux du sang, comme à la suite de la compression. Tant que les éléments organiques n'ont pas disparu, l'organe peut se refaire. On favorisera le retour de la nutrition par le régime. S'il existe une cause diathésique, on la combattra de la manière que nous avons indiquée. (*Voir Diathèse.*)

—

La *dégénérescence* ne doit pas s'entendre comme son nom l'indique ; c'est, au contraire, une atrophie des éléments normaux par suite d'une substitution d'éléments anormaux. Il en résulte que tout en augmentant de volume, l'organe perd son action. C'est donc tout différent de l'hypertrophie.

—

Parmi les diverses dégénérescences nous signalerons : 1° la dégénérescence graisseuse, qui a lieu généralement aux dépens des matières albuminoïdes entrant dans la composition des cellules et de leur contenant. C'est une prolifération granuleuse qui finit par envahir le parenchyme normal et le fait disparaître.

2° La *dégénérescence amyloïde*. Ce sont des corpuscules arrondis ou ovalaires, à dimensions variables, disposés en couches concentriques autour d'un noyau. C'est la dégénérescence où le globule blanc est le mieux appréciable ; aussi l'observe-t-on dans la plupart des cachexies par déglobulisation du sang, suite d'une diathèse syphilitique, cancéreuse, tuberculeuse, etc. Elle peut se rencontrer dans tous les tissus : os, glandes, nerfs, ganglions, etc. Le traitement est celui de la diathèse qui l'a produite.

4° La *dégénérescence colloïde*. Elle affecte spécialement l'épithélium, avec lequel elle présente une grande analogie de composition et de consistance. La matière colloïde est déposée autour d'un noyau, qu'elle entoure d'une zone transparente, opaline. C'est le début du cancroïde ou cancer épithélial. Il faut donc, comme dans le cancer, y opposer les reconstituants du sang. (*Voir cancers*.)

5° La *dégénérescence tuberculeuse*. — Elle procède de granulations miliaires, arrondies ou légèrement ovalaires, ayant environ 3^{mm} de diamètre, d'une teinte grise, d'abord translucide, mais tendant bientôt à devenir opaque. Le tubercule confirmé n'est qu'un *corpus mortuum*, c'est-à-dire ayant subi la transformation caséuse ou crétacée. Par son ramollissement, il donne lieu à la suppuration et à la fièvre hectique. (*Voir Diathèses*.)

6° La *dégénérescence sarcomateuse*. — Elle est due à des cellules indifférentes, sphéroïdales ou ovalaires, granuleuses, nucléées. Ces granulations forment une pulpe crue, criant sous le scalpel, entremêlée de fibres scléreuses et de quelques vaisseaux. Ce sont les tumeurs fibro-plastiques, prenant quelquefois un développement considérable, mais ne donnant lieu ni aux douleurs lancinantes, ni à la cachexie des cancers.

7° *Dégénérescence cancéreuse*. — Remarquable par son énorme vascularisation et sa force de végétation qui l'a fait comparer à un hydre. Le cancer est mou ou dur d'après la proportion de ses corpuscules et de ses fibres. Les cancers diffèrent encore par le nombre et le volume de leurs vaisseaux (cancers hématoïdes), ou par quelques-uns de leurs éléments constitutifs (cancers) mélanique, villeux, colloïde.

—

Mais ce qui fait la gravité de ces dégénérescences, c'est qu'elles se multiplient sur différents points de l'économie, de sorte, qu'étant extirpé sur un point, le cancer répullule sur un autre. (*Voir diathèse cancéreuse.*)

Phénomènes organopathiques de l'inflammation.

—

L'inflammation étant la source des organopathies, il faut que nous examinions ce processus pathologique au point de vue anatomique et physiologique, afin d'en déduire un traitement rationnel.

—

L'inflammation n'est pas seulement une hypérémie, une congestion, c'est surtout une néoplasie ; elle forme donc la transition entre les troubles de circulation et ceux de nutrition ; on peut même dire que l'hypérémie n'est pas absolument nécessaire, puisque beaucoup d'inflammations ont lieu dans des tissus complètement privés de vaisseaux ; la kératite centrale, par exemple, la chondrite ou inflammation des cartilages. Il est vrai de dire que c'est dans les tissus vascularisés que l'inflammation est la plus intense.

—

Partons de ce premier point, et disons que l'inflammation étant un travail essentiellement vital, c'est par les moyens dynamiques qu'il faut l'attaquer et que les moyens mécaniques, tels que les saignées, sont secondaires. Nous avons examiné dans la première partie de ce manuel ce traitement; nous n'avons donc plus à y revenir. C'est le côté anatomo-pathologique de la question qui seul nous occupe ici.

—

Examinons d'abord l'inflammation dans les parties non vascularisées, parce que c'est là où elle présente le plus de simplicité. C'est comme en anatomie normale où l'on procède du simple au composé. Le premier fait constatable, c'est le *gonflement opaque* : c'est-à-dire que la cellule se distend et que son produit se trouble. Les vaisseaux environnants s'injectent dans un rayon plus ou moins étendu : « *Ubi stimulus, ibi affluxus.* » Rien n'est donc changé à cette loi de la physiologie.

—

Les changements survenus dans le contenu de la

cellule ou le trouble de ce dernier, est un de fait prolifération. La cellule-mère devient, en quelque sorte, une nichée de cellules nouvelles, qui s'en séparent et vont se répandre au loin : c'est la doctrine de Cohnheim. Or, le globule blanc est une cellule flottante; il devient corps pathologique ou parasitaire, dès qu'il sort de son milieu pour se fixer dans le tissu conjonctif, qui devient ainsi son terrain de développement.

—

Une loi pratique importante ressort de ce fait histologique : c'est que la compression est un moyen efficace d'empêcher l'inflammation, surtout pour les tissus blancs. Depuis qu'on l'a compris, les tumeurs blanches ont presque disparu.

—

Les cellules de production nouvelle sont physiologiques ou pathologiques. Dans le premier cas, elles donneront naissance à des tissus normaux (homœomorphies); dans le second, à des tissus anormaux (hétéromorphies). Quelle est la raison de ces transformations ? Nous l'avons dit : les différences de vitalité et de milieu; la vitalité, c'est-à-dire l'x biologique. Mais le fait est constant : ainsi, dans la kératite, on voit se former autour de la cornée un bourrelet ou *pannus*. Il en est de même dans la chondrite, où il se forme des cellules néoplasiques. Mais qu'il existe une diathèse, le bourgeonnement deviendra une végétation de mauvaise nature.

—

Le fait pratique est : que ces produits pathologiques doivent être détruits de prime abord. Dans la kératite, on emploie l'incision, la cautérisation — un oculiste, feu le prof. Van Roosbroeck, a eu l'idée d'employer le pus blennorrhagique. C'est le cas de dire que la fin légitime le moyen.

—

Passons maintenant à l'inflammation des tissus vascularisés. Le premier phénomène, c'est la congestion et ses conséquences : chaleur, tumeur, rougeur. Mais bientôt un autre phénomène se produit, l'*exsudation*. L'exsudat, c'est le blastème, c'est-à-dire la substance néoplasique, contenant des corpuscules blancs qui ne tarderont pas à se transformer.

—

Tirons de ce fait une conséquence pratique : L'exsudat doit être détruit dès qu'il se forme. N'est-ce pas ainsi qu'on fait avorter une foule d'inflammations exsudatives ou couenneuses ? Les angines, le croup, les ophthalmies purulentes, les urétrites aiguës, etc. Les émollients, en ces cas, ne font que nourrir le terrain.

Reprenons maintenant le premier phénomène : la congestion, et voyons ce qui s'y passe ; c'est d'autant plus important que tout le traitement en découle.

1r stade. — Les capillaires se rétrécissent; c'est un fait de contractilité ; le sang circule plus difficilement, plus lentement, les parois des vaisseaux étranglent les globules, et c'est peut-être le motif principal de la sortie ou migration des globules blancs. D'une autre part, le sang n'étant pas renouvelé, reste à l'état veineux, c'est-à-dire que sa température augmente. Ne sait-on pas, en effet, que le sang veineux est plus chaud que le sang artériel de 1 degré? Après cela, pourquoi tant de théories sur la production du calorique morbide : le fait ne suffit-il pas? Si nous nous en contentons en physiologie, pourquoi ne l'accepterions-nous pas en pathogénie?

2e stade. — Les capillaires se paralysent et se dilatent ; le sang ne circule plus, il oscille. C'est là un effet mécanique qui, poussé au-delà de l'extensibilité des vaisseaux, finirait par les rompre; mais la nature, par un mécanisme ingénieux, leur vient en aide : les capillaires deviennent plus épais et s'allongent; c'est ce qu'on remarque dans l'utérus gravide. L'inflammation n'est-elle pas également une gestation?

—

Revenons à la pratique. Dans le premier stade de la congestion inflammatoire il y a douleur et spasme; et un auteur a dit : « La douleur est fille et mère de l'inflammation. » Cela est parfaitement juste; il faut donc commencer, toujours, par abattre ces deux conditions pathogéniques; de là, le rôle si important des sédatifs, tels que la morphine, l'hyosciamine, la cicutine. Il faut également faire tomber la chaleur morbide par l'aconitine, la vératrine. Tous ces alcaloïdes ont une action analogue : celle de décongestionner. Les adeptes de Broussais, en ne faisant que saigner, font les choses à demi; ceux de Brown font trop, puisqu'ils stimulent outre mesure. Toutefois, dans les inflammations aiguës, il y a une sidération nerveuse à laquelle il faut parer dès le début par les nervins.

—

L'exsudat n'ayant pas été détruit, il va se transformer et donner lieu à toutes les dégénérescences dont nous venons de parler. Bien traiter l'inflammation au début, c'est donc empêcher l'état anatomo-pathologique. C'est, il est vrai, une science intéressante de moins, mais une foule d'avantages pour le malade de plus.

Du pus.

Nous ne pouvons laisser là les caractères anatomo-pathologiques de l'inflammation sans parler du pus; ce *sang pathologique* — comme on l'a nommé — qui joue un rôle si important dans tout processus inflammatoire.

Il faut distinguer dans le pus les *leucocythes*, qui sont à ce liquide ce que les globules blancs sont au sang; puis le sérum tenant en dissolution des matières salines, colorantes, grasses, albuminoïdes. Ce sont ces matières qui constituent le pus proprement dit, espèce de crême à goût salé, à réaction alcaline, d'un blanc légèrement rosé. Sa densité spécifique est inférieure à celle du sang.

Voilà le pus de bonne nature; mais quand il se

décompose par la fermentation, il devient séreux, âcre, fétide ou ichoreux; ce qui dépend, en grande partie, de la mortification des tissus.

—

D'autre fois, il contient des grumeaux caséeux, des matières muqueuses, glaireuses, du sang, de la bile, de l'urine; en un mot, le pus varie d'après les parties dont il vient.

—

Enfin, dans le pus altéré, le microscope fait découvrir des produits organisés de fermentation, tels que, vibrions, bactéries, etc.

—

Les globules du pus ou leucocythes, jouissent de la propriété de locomotion — ainsi que nous l'avons dit dans l'exposé de la théorie de Cohnheim. — Proviennent-ils du sang et sont-ce ses globules blancs? Cette opinion n'a rien d'invraisemblable, d'autant plus que c'est toujours à la suite d'une hypérémie ou congestion active que la suppuration se forme. Il y a plus : à mesure que le liquide du pus diminue, les leucocythes se fixent et forment un tissu réparateur ou cicatriciel.

—

Tout ceci est très important pour la pratique : afin d'empêcher le pus de se former, il faut agir sur le sang, sur les vaisseaux, sur les tissus où le pus se dépose, enfin sur le pus lui-même. Sur le sang, en ne l'appauvrissant pas outre mesure par la saignée et la diète ; sur les vaisseaux, en tonifiant, en resserrant leurs parois afin qu'ils ne se laissent traverser par les globules blancs ; sur les tissus ambians, en les soumettant à une compression méthodique afin de limiter la progression des leucocythes ; sur le pus, en empêchant la décomposition au moyen des antifermentatifs, tels que l'huile phéniquée. Nous ne saurions trop insister sur les avantages de ces pansements : on dissout l'acide phénique dans de l'huile de lin cuite (1 sur 10), on y trempe des gâteaux de charpie qu'on applique sur la plaie, à deux ou trois épaisseurs, on enveloppe le tout d'une feuille mince d'étain, puis d'une couche épaisse d'ouate, qu'on soutient au moyen d'une compression modérée. Ce pansement peut rester en place trois, quatre et même six jours, sans que le pus se décompose.

L'huile phéniquée empêche également la formation des vibrions; non qu'il faille attacher une grande importance à ces derniers, mais plutôt à l'ichor putride qui agit à l'instar d'un poison, comme les gaz méphitiques. Entre l'asphyxie foudroyante et l'asphyxie lente il n'y a qu'une différence de durée.

—

On le voit, le sujet que nous traitons ici a une haute importance pratique ; ce sont surtout les chirurgiens qui s'en préoccupent, à cause de la septicémie et la pyoémie.

—

Vient maintenant la question des modificateurs internes ou vitaux. Il est évident que ce sont les arséniates qui doivent être mis en avant quand la suppuration se prolonge. Nous nous sommes suffisamment étendu sur ce point de thérapeutique pour n'avoir pas à y revenir. L'arsenic est l'antiputride par excellence; si nous n'en avions une certaine quantité dans notre sang et nos tissus, nous ne résisterions pas aux causes de décomposition qui sont en nous et hors de nous. — On dit qu'arsenic vient de Αρςην, viril, et Νικαν, vaincre, tuer. (Voir Nysten), c'est-à-dire qu'il tue la maladie par l'énergie de son action.

—

Nous avons ensuite les alcaloïdes qui tonifient les vaisseaux et font tomber la fièvre. Et voyez ce que c'est de nos appréciations ! pendant tout un temps on a vu dans la fièvre un effet sthénique et dans les moyens à y opposer, des asthénies ou affaiblissements ; aujourd'hui, les idées se sont bien modifiées : ce qu'on supposait une *sthénie,* est reconnu être une *asthénie* ; le rôle qu'on faisait jouer au système artériel on le reporte au système veineux, et on a reconnu que c'était ce dernier qui était la cause de l'élévation de la température animale. Mais le phénomène est essentiellement vital : ainsi, quand on coupe le nerf grand sympathique on paralyse les vaisseaux et aussitôt la température monte ; dans les idées anciennes, c'est le contraire qui eut dû arriver. Aussitôt nos idées en thérapeutique se sont modifiées et la physiologie expérimentale est devenue le flambeau de l'expérimentation clinique. Aussi les alcaloïdes jouent-ils aujourd'hui un rôle prépondérant dans le traitement des maladies aiguës. On a compris leur action essentiellement *sthénique* et vitale ; ils ont ainsi changé la face de la thérapeutique, et tel médecin qui n'avait employé que les *émollients,* à honte, en quelque sorte, de sa mollesse ; il comprend qu'il ne doit pas laisser son ennemi — c'est-à-dire la fièvre — prendre le dessus.

Organopathies par systèmes organiques.

OSTÉITE. — CHONDRITE.

Nous nous sommes déjà occupé de l'ostéomalaxie et du rachitisme au point de vue de la diathèse qui détermine ces ramollissements ; leur importance nous engage à revenir sur les affections organiques des os en général.

Ostéite. — L'inflammation du tissu osseux est d'autant plus fréquente que l'âge est moins avancé et surtout qu'il existe une diathèse arrêtant le développement de ce système organique. Le premier phénomène qui se produit c'est l'hypérémie, le gonflement de l'os et la distension douloureuse du périoste. Il est de bonne pratique de borner ce processus inflammatoire par les caustiques et, dans quelques cas, le débridement du périoste.

Plus tard, le tissu osseux se raréfie : cet état dépend de la disparition des sels calcaires et de leur non renouvellement. Il faut avoir égard à ces deux causes pour le traitement : ainsi, en même temps qu'on donnera les médicaments zootrophiques, on administrera l'huile de foie de morue comme aliment respiratoire, surtout chez les jeunes sujets. On a prétendu que cette huile est une cause de ramollissement, et un accoucheur qui a eu occasion de pratiquer plus de vingt fois la pubiotomie dans des cas de rétrécissement du bassin, avait attribué cette ostéomalaxie à l'abus de l'huile de poisson ; mais il n'avait pas fait attention que la localité où il exerçait son art était ravinée. Il faudra combiner l'huile de foie de morue avec des amers ; surtout les vins de quinquina ou de Colombo, selon l'âge.

—

La tuberculose des os est une cause fréquente d'ostéite, le tubercule agissant comme corps étranger. La trame osseuse se raréfie et l'extrémité articulaire se distend uniformément. La coque s'amincit au point de se laisser quelquefois déprimer comme une feuille de mica. Cet état, qui constitue la tumeur blanche, est arrêté par les caustiques et la compression méthodique. On donnera aussi les médicaments anti-diathésiques.

—

Dans la carie, il y a destruction de l'os et suppuration. Il n'y a pas d'éléments pathologiques particuliers, à moins de néoplasie, comme on l'observe dans les dégénérescences. Dans la carie, il faut se hâter de borner le mal par la rugination et la cautérisation, chaque fois qu'on peut mettre l'os à nu sans danger. Nous devons signaler ici les injections à l'huile de lin et opodeldoch, du Dr Van den Broeck, lesquelles donnent de bons résultats quand la carie est superficielle. Il faut insister sur les anti-diathésiques, la carie étant généralement entretenue par une cause spécifique.

—

Dans la nécrose, l'os se gangrène; cela dépend de l'inflammation du périoste ou de la membrane médullaire. La nécrose peut donc être centrale ou périphérique, partielle ou générale. Les causes qui la déterminent sont locales ou générales, constitutionnelles ou accidentelles. Indépendamment des moyens chirurgicaux, qui consistent à borner ou éteindre l'inflammation dès le début par les cautérisations, il faut administrer les anti-diathésiques. La syphilis tertiaire est une cause fréquente de nécrose, mais cette affection produit également des ramollissements ou gommes. Il ne faut pas confondre ces dernières avec la périostite, qui est très douloureuse, tandis que la gomme est indolente. Il y a ensuite les autres signes de la syphilis constitutionnelle. (*Voir le Répertoire.*)

Chondrite. — Quoique les cartilages manquent de vaisseaux sanguins et se nourrissent par imbibition, nous avons déjà dit qu'ils sont susceptibles d'inflammation : c'est la preuve de la vie indépendante de la cellule primitive. Il ne s'agit donc pas d'une hypérémie, mais d'une néoplasie ou prolifération de cellules ou corpuscules cartilaginiformes. Ces corpuscules présentent une forme étoilée et s'anastomosent entre elles, tandis que dans l'état physiologique les corpuscules cartilagineux sont ovalaires et d'un volume plus considérable que les cellules pathologiques. On voit que l'irritation modifie le *nisus formativus* tout en l'exagérant. Le cartilage se tuméfie, non par simple imbibition, mais organiquement. Il finit ensuite par disparaître à cause des éléments néoplasiques qui n'ont qu'une existence temporaire. De tout celà il résulte, pour la pratique, que la chondrite doit être arrêtée au début par la cautérisation, la compression méthodique et l'immobilisation. Pourquoi y avait-il autrefois tant de tumeurs blanches ? C'est que le traitement chirurgical n'avait rien de fixe ni de rationnel.

ANGÉITES.

Artérite. — De même qu'il y a trois tuniques artérielles, de même on a admis trois espèces d'artérites, mais qui finissent par se confondre : la *péri-artérite*, la *méso-artérite* et l'*endo-artérite*. Cela veut dire que l'inflammation débute, tantôt par une tunique, tantôt par une autre, chacune ayant son organisation propre.

—

Il faut distinguer l'artérite de ses conséquences ou dégénérescences graisseuse, athéromateuse, calcaire, fongueuse, cancéreuse. Dans le premier état, l'artère est douloureuse, sensible à la pression ; il peut se former des abcès péri ou intra-artériels, comme à la suite de la ligature. Le pus chassé dans le torrent, produit la fièvre pyoémique (voir cette dernière). Le traitement doit être franchement antiphlogistique. Dans les dégénérescences, c'est entre les tuniques moyenne et interne que se font les dépôts, par plaques disséminées. Il y a, en outre, formation de néoplasmes ou cellules nouvelles. La membrane interne se couvre de fongosités, tantôt vasculaires, tantôt hétéromorphes. Cet état se présente surtout dans la diathèse cancéreuse, et explique la répullulation de la maladie.

—

A ces dégénérescences se rattache l'anévrisme spontané, soit vrai, soit faux. Le premier s'entend de l'augmentation uniforme du cylindre ; comme il y a en même temps hypertrophie ou dégénérescence des parois du vaisseau, les pulsations sont plus fortes, plus énergiques que dans les conditions ordinaires. Dans la péri-artérite, où les pulsations sont également augmentées, il y a absence de tout bruit de souffle. Dans l'anévrisme vrai, tel que celui du tronc brachio-céphalique ou de l'artère ilio-fémorale, l'usage interne des acides minéraux est nécessaire : perchlorure de fer, acide arsénieux ; celui-ci surtout contre la diathèse. On soutiendra le vaisseau anévrismé par la compression. (*Voir le Répertoire.*)

—

Dans l'anévrisme *sacciforme*, ce sont les tuniques interne et moyenne qui se rompent, et le sang dilate, sur une partie de sa circonférence, la tunique externe. La dégénérescence qui a amené cette rupture était cause, quand on opérait à l'endroit même de l'anévrisme — au-dessus et au-dessous du sac — qu'on réussissait rarement et que souvent on était obligé de recourir à l'amputation du membre. On comprend également pourquoi il y à ce que Scarpa a nommé la diathèse anévrismale, c'est-à-dire une série non-interrompue d'anévrismes. Le traitement interne doit avoir egalement pour but de combattre la diathèse (voir ces dernières).

Le caillot joue un grand rôle dans la guérison des anévrismes : aussi faut-il favoriser sa formation en ralentissant le cours du sang et même le suspendant de temps en temps; c'est sur ce principe que repose la méthode de la compression. On peut employer le compresseur mécanique, la compression digitale ou la compression méthodique générale. Depuis que l'anatomo-pathologie artérielle est mieux connue, on fait plus rarement la ligature : opération toujours pleine de danger. La méthode de Brasdor, qui consiste à intercepter le cours du-sang entre la tumeur et la périphérie, peut donner de bons résultats quand il n'y a pas, trop près, une collatérale : aussi la ligature de la carotide primitive à la partie moyenne du cou, pour l'anévrisme de l'artère brachio-céphalique, a-t-elle presque constamment échoué.

Dans les anévrismes, ce qui importe surtout c'est la reconstitution du sang. Si les battements sont très violents, on donnera la digitaline et on alternera avec l'acide arsénieux.

P. Digitaline......... 20 granules (0,001).
P. Acide arsénieux..... 20 granules (0,001).
De chaque six à huit granules par jour, selon les effets.

—

Phlébite. — Comme l'*artérite*, elle est externe ou interne : dans la première, c'est la tunique dartoïque qui s'altère, dans la seconde, la séreuse. La phlébite externe a peu d'importance, l'intérieur de la veine étant resté sain et le sang ne subissant ainsi aucune altération. La veine étant hypérémiée et hypertrophiée, elle se développe, à la fois, en longueur et en épaisseur, c'est-à-dire qu'elle se dispose en zig-zags et présente des nodosités entre les valvules. Quelquefois il se forme des abcès circonscrits ; rarement diffus.

—

CONJONCTIVITE.

Le tissu conjonctif hyperplasié peut subir diverses dégénérescences : principalement la dégénérescence graisseuse ; cela s'observe surtout dans la cirrhose, où les cellules hépatiques finissent pas disparaître presqu'entièrement.

—

Par contre, dans la réparation des plaies, ce sont les cellules du tissu conjonctif qui constituent le tissu cicatriciel, lequel, par son hypertrophie, forme des cordes dures, douloureuses, parce qu'elles tiraillent les tissus environnants, principalement les nerfs. Le grand point dans la cicatrisation des plaies, c'est de détruire des bourgeons exubérants, au moyen du crayon de nitrate d'argent. Dans les brûlures profondes on empêche cet effet par les pansements avec de l'huile contenant ce sel dans une proportion variable, selon la sensibilité des parties. Les bourgeons charnus sont composés d'une substance amorphe et de corpuscules prolifères, entourés d'une masse de vaisseaux ; ce sont ces derniers qui aident à la prolifération. Les corpuscules finissent par se convertir, à leur tour, en fibres élastiques.

—

Le tissu conjonctif entrant dans la composition de tous les systèmes organiques, tous sont susceptibles de réparation ou cicatrisation ; même les tissus les plus durs ou les os. Ici, c'est, à la fois, du périoste et de la membrane médullaire que procèdent des bourgeons charnus ; mais, préalablement, les éléments calcaires ou terreux disparaissent ; le pus est alors un dissolvant par ses qualités acides. La partie nécrosée, amincie, se crible d'une foule d'ouvertures, à travers desquelles des bourgeons charnus se font jour et forment, à la surface, ce qu'on nomme le cul de poule. Ces bourgeons saignent au moindre contact à cause de leur énorme vasculosité. (*Voir ostéite.*)

Hyperplasie du tissu adipeux.

Il ne faut pas confondre l'obésité avec la dégénérescence graisseuse. Ainsi que nous l'avons dit à l'article diathèse, l'obésité s'entend d'un défaut de combustion respiratoire et d'un excès de formation de matières grasses. Chez l'obèse, il n'y a pas, à proprement parler, hétéromorphie. Il n'en est pas de même dans la dégénérescence graisseuse. C'est surtout le tissu musculaire que subit cette dernière, et, par conséquent, le cœur. Ici, encore, il faut distinguer l'obésité du cœur de sa dégénérescence. Dans la première, c'est au-dessous de la séreuse cardiaque que la graisse s'accumule, au point de rendre les mouvements d'expansion difficiles ; dans la dégénérescence, c'est dans la trame musculaire même que le tissu adipeux se forme, l'envahissant et faisant disparaître les faisceaux primitifs. Dans ces conditions le tissu musculaire perd ses qualités de *Chair agissante — Caro potens. (Voir Maladies du cœur.)*

—

MYOSITE.

La myosite s'entend de l'inflammation du tissu musculaire : il faut la considérer dans les fibres à stries et dans les fibres lisses.

—

Dans la première, à la suite de l'hypérémie, les faisceaux primitifs augmentent de volume mais non en nombre. Cette augmentation peut aller fort loin, comme dans l'hypertrophie du cœur et toutes les affections dyspnéiques. On comprend les troubles graves qui peuvent en résulter. Nous y reviendrons à l'occasion des maladies organiques.

Dans l'hypertrophie des fibres musculaires lisses, il y a presque toujours augmentation numérique; c'est-à-dire que ces fibres jouissent d'une force de prolifération plus grande que les fibres striées. Cette hypertrophie numérique est surtout remarquable dans l'utérus gravide; on la remarque également dans la cystite chronique, à l'estomac; en un mot, dans la plupart des viscères à éléments musculaires. Les tissus dartoïques présentent les mêmes caractères, même le tissu conjonctif, qui peut revêtir un état musculaire et donner lieu à des tumeurs ou Myomes. Celles-ci, à leur tour, peuvent subir les dégénérescences graisseuse, calcaire, colloïde et même cancéreuse. On observe surtout ces tumeurs dans l'utérus, où généralement elles sont multiples, c'est-à-dire qu'elles se rattachent à quelque diathèse.

NÉVRITES. — NÉVROMES. — SCLÉROSES.

Ce sont les diverses altérations du tissu nerveux, ayant pour effet de faire disparaître les éléments histologiques et de produire la paralysie après une période d'excitation et de douleur. Nous en avons déjà parlé à l'article *Névralgie*. On sait que le tissu nerveux est susceptible de régénération, mais dans les organismes inférieurs seulement. Dans les organismes supérieurs la pulpe nerveuse — c'est-à-dire ses cellules-fibres — une fois détruite, ne se refait plus. C'est sous ce rapport que l'art reste toujours impuissant devant la lésion anatomo-pathologique : ce sont les éléments généraux qui se substituent aux éléments propres. Dans le cerveau, la moëlle-épinière, c'est l'hypertrophie de la neuroglie ou tissu conjonctif, qui a déterminé la disparition de la substance nerveuse. Quelquefois il y a dégénérescence graisseuse; rarement dégénérescence colloïde ou cancéreuse.

—

La même transformation s'observe pour les nerfs : ici l'hypertrophie du tissu conjonctif tend à former des tumeurs dans l'épaisseur du nerf ou névrômes. Ces tumeurs, indolentes par elles-mêmes, occasionnent des tiraillements douloureux, que suit de près la paralysie musculaire, celle-ci consistant dans une atrophie progressive. Nous verrons, plus loin, qu'on ne peut faire dans ces cas que la médecine des symptômes.

—

PARENCHYMOSITES.

Nous entendons par ce mot l'inflammation du tissu conjonctif qui entre dans la composition des organes parenchymateux. D'après Virchow, le tissu conjonctif est la base de tous les systèmes organiques, puisque ces derniers seraient dus à une prolifération du premier. A cette opinion nous avons opposé celle de Cohnheim, pour qui tout provient du sang : et, en effet, entre le sérum albumineux de ce liquide et le blastème amorphe du tissu conjonctif il n'y a qu'une différence de densité. Nous laissons là ces doctrines, qui ne sont encore que des hypothèses.

—

Le tissu conjonctif entrant dans la composition de tout tissu et organe, dont il réunit les éléments propres, peut, par son hypertrophie, faire disparaître ces derniers, ainsi que nous venons de le voir pour le tissu nerveux. De la même manière s'explique l'induration et l'atrophie des tissus parenchymateux : foie, mammelles, testicules. Il en résulte qu'après la résorption de l'hyperplasie conjonctive l'organe reste atrophié; et comme cela arrive souvent à la suite d'un traitement iodé, on dit que c'est l'iode qui a poussé l'absorption jusqu'à l'atrophie, ce qui est une fausse manière de juger les faits.

Organopathies symptomatiques.

—

ORGANOPATHIES DU SYSTÈME NERVEUX.

Nous trouvons ici des troubles de sensibilité, de mouvement, de fièvre. Les causes qui les produisent ce sont les irritations du tissu nerveux par des produits morphologiques, ainsi que son atrophie suite de dégénérescence. Parmi les premières se présentent les inflammations, les congestions, les apoplexies, les ramollissements; parmi les secondes, la sclérose, la tuberculose, etc. Le traitement doit varier d'après ces affections : si c'est la suite d'une compression passagère, la masse nerveuse pourra se relever ; l'hypérémie étant ici le danger, il faudra la prévenir par les moyens ordinaires : déplétions sanguines, dérivatifs, révulsifs, altérants, surtout les iodés.

—

Parmi les troubles nerveux, nous signalerons la prosopalgie, la prosopoanesthésie, la prosopoplégie (voir Spring : *Accidents morbides*); la première consistant dans les douleurs de la face, la seconde, dans un affaiblissement ou suppression complète de la sensibilité tactile de cette région ; la troisième, dans la suppression des mouvements musculaires. On comprend combien ces signes sont importants, la figure étant, en quelque sorte, le miroir du cerveau.

—

Quand la prosopalgie dépend de tumeurs intra-crâniennes ou intra-cérébrales, elle donne constamment lieu à des troubles d'autres nerfs que ceux de la face, surtout des trijumeaux; à des indurations de la moëlle épinière, jusque y compris le sinus rhomboïde. Il y a alors des symptômes épileptiformes. Le traitement est celui des névralgies; car, quant aux lésions anatomo-pathologiques, ce n'est, le plus souvent, qu'après la mort qu'on les constate. (*Voir Névralgies*).

—

La prosopoanesthésie cérébrale est la conséquence de foyers hémorrhagiques, de ramollissement ou d'exsudations circonscrits, de tumeurs tuberculeuses ou autres, détruisant les portions intra-crâniennes ou intra-cérébrale du nerf trijumeau. L'anesthésie est, le plus souvent, unilatérale. On y opposera, sinon avec succès, du moins d'une manière logique, les nervins, tels que l'acide phosphorique et le sulfate de strychnine.

—

La *prosopoplégie cérébrale* ou paralysie de la face, indique une hémorrhagie, un ramollissement circonscrit, une tumeur à la base du crâne comprimant le facial au voisinage de la protubérance annulaire. Le professeur Spring dit que la paralysie est habituellement partielle, bornée aux buccinateurs, au releveur de l'aîle du nez et de la paupière supérieure et transverse du nez. L'orbiculaire des paupières reste intact et les autres muscles, alors même qu'ils cessent d'obéir à la volonté, continuent cependant de se contracter sous l'empire des passions. L'ouïe est toujours troublée dans la prosopoplégie intercrânienne et la compression s'étend au nerf oculo-moteur commun. Le muscle releveur de la paupière supérieure, le droit interne, rarement le droit externe se paralysent successivement, sinon dès le début, du moins par les progrès de la lésion. Ces faits sont intéressants au point de vue de la physiologie. Le traitement est purement palliatif.

—

Dans la plupart des organopathies cérébrales on observe le délire nerveux. Nous renvoyons à l'article Névralgies, le traitement étant le même que dans ces cas.

Organopathies respiratoires et circulatoires.

—

L'anhélation ou la courtesse d'haleine se remarque dans les infiltrations, les engouements et phlegmasies pulmonaires chroniques, les dégénérescences tuberculeuses, l'emphysème, les sténoses cardiaques. Si la gêne de la respiration augmente, il faut lui venir en aide par les strychnées. L'arséniate de strychnine est le moyen qui réussit le mieux. En tout cas, il faut se garder de débiliter le malade; d'autant plus, qu'il y a, le plus souvent, anémie. Dans ce cas, l'arséniate de fer et l'arséniate de strychnine sont très utiles.

P. Arséniate de fer..... 20 granules (0,001).
Huit à dix granules par jour.

—

P. Arséniate de strychnine 20 granules (1/2 mill.)
Six à huit granules par jour.

—

La bradypnée, qui est un degré de gêne respiratoire plus avancé, se remarque dans la compression des nerfs respirateurs ou des parties des centres nerveux qui y correspondent. Il faut y parer par les strychnées.

—

L'*ataxiopnée* ou irrégularités du rhytme respiratoire, annonce une bronchite partielle, un épanchement pleurétique, un pneumo-thorax, l'obstruction d'un rameau bronchique par un tubercule. L'inspiration est manifestement plus longue que l'expiration. En dehors de l'obstacle mécanique, il faut venir en aide à l'état vital des poumons par les strychnées.

—

La respiration est sifflante quand le larynx, la trachée-artère ou les bronches sont diminuées dans leur calibre ou qu'il y existe des obstacles ; c'est donc également un état nerveux ou une exsudation. Les causes qui peuvent le produire sont des infiltrations, inflammatoires, des tumeurs comprimant les voies aériennes. L'affaiblissement du murmure respiratoire, soit dans un lobe, soit dans tout un poumon, permet de dire si la sténose réside dans le canal aérien et dans quelle partie. Comme dans ces cas il y a toujours insuffisance respiratoire, il faut donner les strychnées.

—

Toux. — La toux est, de tous les phénomènes organopathiques, celui qui incommode le plus le malade et embarrasse le plus le médecin. Il faut se demander si la toux provient du larynx, de la trachée, des bronches, des poumons, du cœur, de l'estomac, et quel est le genre de lésion qui la détermine. Souvent on pêche par excès de confiance ou par excès de crainte. Le médecin doit donc ici mettre sa responsabilité à couvert.

—

La toux laryngopathique est, peut-être, la plus dangereuse de toutes, parce qu'elle est l'avant-coureur d'une maladie de consomption. Elle est rauque, stridente ou aboyante (nous nous sommes déjà occupé de cette dernière névrose laryngienne) et est l'indice d'une affection du larynx. On connaît la toux propre à la laryngite syphilitique. Il faut y parer par les différentes modificateurs dont il a été question plus haut. (*Voir Inflammations, Diathèses.*)

—

La toux est gutturale quand elle se rattache à une dyspepsie. On la remarque dans les affections du pharynx, de l'œsophage et de l'estomac. (Nous y reviendrons.)

—

La toux pleurétique est sèche, fréquente, brève. Dans la pleurite pariétale, la toux est excitée chaque fois qu'on pratique la palpation ou la percussion. La cicutine et l'aconitine sont ici particulièrement indiquées.

—

Dans la cardiopathie, la toux est sèche, sans expectoration ; dans le rétrécissement de l'orifice mitral, elle est intense et fréquente. Comme sa cause est dans l'hypérémie phlébostatique ou collatérale des vaisseaux bronchiques et pulmonaires, il faut la calmer par la digitaline et l'aconitine.

P. Digitaline............ 20 granules (0,001).
P. Aconitine.. .... 29 granules (1/2 mill.).
Un granule de chaque, trois ou quatre fois par jour, avec une mixture tonique.

—

La toux pneumopathique existe par suite de compression, obstruction ou atrophie des poumons, épanchemant, hépatisation, tuberculose, mélanose, emphysème, etc. Elle est douloureuse quand elle coexiste avec une inflammation (*voir Pleurésie*). Cette toux s'appaise, tantôt par les calmants, tantôt par les nervins. En général, il faut être sobre d'opiacés, qui ont pour effet de suspendre les sécrétions ; les seuls qui conviennent, c'est la codéine et la narcéine : quatre à six granules par jour. On fera quelquefois usage, avec succès, de l'iodoforme, comme dans la diathèse scrofuleuse.

P. Iodoforme............ 20 granules (0,001).
Un granule d'heure en heure, avec un excipient huileux ou looch.

—

Quant aux nervins, il faut choisir les strychnées pour parer à l'insuffisance pulmonaire.

P. Arséniate de strychnine. 20 granules (0,001).
Six à huit granules par jour.

—

Dyspnée cardiopathique. — On peut la confondre avec l'asthme, dont elle se distingue par les signes d'auscultation et de percussion. Mais ici une difficulté : l'auscultation pratiquée pendant les accès, fait disparaître des bruits valvulaires abnormes qui existent pendant les intervalles ; cependant le véritable praticien ne s'y trompera pas. Le contraire arrive dans l'élargissement de l'orifice auriculo-ventriculaire gauche.

—

La dyspnée est aussi un des symptômes de l'anévrysme de l'aorte ; mais ici il y a des phénomènes anémiques très marqués.

—

Dans ces insuffisances respiratoires, il faut procéder par les strychnées, en les combinant avec l'hyosciamine, si en même temps il y a spasme (*voir Asthme*). On procédera de la même façon dans les insuffisances respiratoires par suite de faiblesse ou paralysie des muscles respirateurs. C'est le cas des dyspnées myélopathique ou cérébrale. Il faut alors agir comme dans les affections du cerveau et de la moëlle (voir ces derniers).

—

Dans la dyspnée dyshémique on agira plutôt sur

le sang, comme nous l'avons indiqué à l'article Chloro-anémie.

—

Les palpitations du cœur se rattachent, tantôt à une pléthore, tantôt à un état purement nerveux ou névrosique, tantôt à une organopathie.

Pour le traitement il est nécessaire de distinguer ces diverses causes de trouble du rhythme cardiaque.

Dans les palpitations pléthoriques les battements sont violents, comme des coups de marteaux, qu'on entend à distance. Après la saignée générale, on administrera la digitaline.

P. Digitaline.......... 20 granules (0,001).
Un granule, d'heure en heure, jusqu'à sédation.

—

Il faut aller quelquefois jusqu'à 10 et 12 granules par jour; mais dès que les palpitations diminuent, il faut diminuer également le médicament.

—

Nous avons examiné les palpitations nerveuses à l'article Névroses, quant aux palpitations organopathiques, elles sont propres surtout à la cardite, et se font remarquer davantage dans la dilatation que dans l'hypertrophie : de là, le traitement qui doit être resserrant. Les ferrugineux tels que l'arséniate et l'iodure de fer sont donc indiqués.

P. Arséniate de fer ...... 20 granules (0,01).
Un granule, d'heure en heure, jusqu'à concurrence de 6 à 8 par jour.
De même pour l'iodure de fer.

—

Dans l'acrotisme il y a suspension ou interruption momentanée des mouvements du cœur. On l'observe surtout dans la dilatation du ventricule gauche. La mort subite est alors à craindre. Il y a paralysie du muscle expulseur, et les strychnées sont donc de rigueur.

P. Arséniate de strychnine. 20 granules (1/2 mill.)
Un granule d'heure en heure, jusqu'à concurrence de dix à douze par jour.

—

La saignée serait mortelle dans ce cas, de même que l'emploi de l'opium, dont on abuse trop souvent pour rendre au malade un sommeil impossible. La face est injectée, bleuâtre et le délire carbonique ou exhalirant termine la scène.

—

Organopathies digestives.

—

Nous nous occuperons particulièrement des dyspepsies, tout ce qui concerne les premières voies n'étant pas assez important pour empêcher la digestion. D'ailleurs, dans les chapitres *Inflammations*, *Névralgies*, *Névroses*, nous nous en sommes déjà expliqué.

—

Les troubles organopathiques digestifs se rapportent aux divers sections de cette importante fonction : estomac et ses annexes, foie, rate, intestin grêle et ses auxiliaires: pancréas, glandes muqueuses, gros intestins. C'est dans cet ordre que nous allons les examiner. Parlant à des praticiens, nous serons sobre de détails.

—

Parlons d'abord, comme transition entre les organopathies de la poitrine et celles du ventre, de l'hématémèse mécanique. Quand le sang rencontre un obstacle permanent à son passage par les poumons et le cœur, comme également par le foie et la rate, il s'accumule dans les veines de l'estomac ; or, on sait combien ce réseau est volumineux ; la nature l'a prévu puisque la capacité des veines est au moins quadruple de celle des artères.

—

L'hématémèse, dont les anciens médecins ont donné une explication en rapport avec leurs opinions humorales (la bile noire), dépend, le plus souvent, de l'obstruction des poumons, du foie, de la rate, de l'oblitération de la veine porte et du rétrécissement de la veine cave au-dessus des veines sus-hépatiques. Elle se présente rarement dans les dégénérescences du foie ; on l'observe, au contraire, dans les dégénérescences de la rate, dans les maladies organiques du cœur, notamment la sténose et l'insuffisance des valvules tricuspides. La quantité de sang vomi n'est pas considérable. Le soulagement n'est que momentané et il y a anémie profonde. C'est contre cette dernière que le traitement doit être dirigé. On emploiera donc les ferrugineux : de préférence l'arséniate de fer.

P. Arséniate de fer....... (0,001).

Cinq à six granules par jour, dans l'intervalle de l'hémorrhagie.

—

Contre cette dernière, si elle est trop abondante,

et que le sang est plus ou moins rutilant, on administera les acides minéraux, tels que la teinture de Bestucheff (1).

P. Teinture de Bestucheff.

Dix à douze gouttes sur un morceau de sucre ou dans un verre à liqueur d'eau.

—

Le même traitement s'appliquera à l'hématémèse dyshémique; à l'hématémèse pultacée, cancéreuse. On ajoutera alors la cicutine et l'hyosciamine, pour calmer le spasme et la douleur.

—

Dans les différentes espèces de gastrite chronique, se produisant sous forme de dyspepsie, on se comportera comme dans cette dernière. Toutefois, on sera sobre de médicaments et on insistera surtout sur le régime. (*Voir Dyspepsies.*)

—

La gastrodynie organopathique s'accompagne de

(1) On sait que la liqueur de Bestucheff ou de Klaproth est une solution éthérée de perchlorure de fer. On met en contact, dans un flacon à l'émeril, 3 grammes de perchlorure de fer sur 21 grammes de liqueur d'Hoffmann (éther alcoolisée) et l'on conserve à l'abri de la lumière. Cette teinture, dont le secret a été acheté 5.000 roubles (22.500 fr.) par l'impératrice de Russie Cathérine II, est administrée à la dose de 10 à 12 gouttes contre les affections spasmodiques et comme tonique ou nervin. Elle peut donc rendre de grands services dans les hémorrhagies passives et le médecin devrait en avoir constamment un petit flacon sur lui.

vives douleurs dans l'ulcère perforant, le squirrhe. On les calmera par la cicutine et l'hyosciamine.

P. Cicutine.............. 20 granules (1/2 mill.).
P. Hyosciamine........ .. 20 granules (1/2 mill.)
De chaque un granule, d'heure en heure, jusqu'à sédation.

—

Les amers sont également indiqués : la quassine et même, dans certains cas, la strychnine. Ces divers agents peuvent être donnés simultanément, quand les douleurs sont fort rebelles.

P. Cicutine............... 20 granules (1/2 mill.)
P. Hyosciamine........... 20 granules (1/2 mill.)
P. Sulfate de strychnine.... 20 granules (1/2 mill.).
De chaque un granule, de deux en deux heures, jusqu'à sédation,

—

Dans l'entérodynie organopathique, telle que catarrhe chronique, tuberculose, la douleur prend la forme de coliques. On l'appaisera par l'atropine.

P. Atropine.......... 20 granules (1/2 mill.).
Un granule, de deux heures en deux heures, jusqu'à effet, avec un excipient mucilagineux.

—

Dans la typhlite et la pérityphlite, la douleur, qui occupe la fosse iliaque droite, est sourde, interrompue par des tranchées ; plus tard, à mesure que la séreuse s'engage, la douleur devient vive, lancinante, térébrante ; elle s'exaspère par le mouvement et augmente sous la pression. Comme il y a lésion organique du cœcum, surtout dans le typhus, il faut se borner aux calmants.

—

Dans la colique sténosique, due à un volvulus ou étranglement interne, nous avons déjà parlé des indications de la gastrotomie et l'établissement d'un anus artificiel aux portions de l'intestin gangrenées ou détruites.

—

L'enterorrhagie organopathique se traitera comme l'hématémèse. On l'observe dans la dyssenterie, le typhus, le cancer. Des pertes de sang très considérables, épuisent le malade qui, le plus souvent, succombe.

—

L'ictère organopathique se rattache à des affections organiques du foie. Dans l'atrophie aiguë, suite d'hépatite, il y a des douleurs sourdes, gravatives dans l'hypochondre droit. L'ictère n'est pas aussi prononcé et les selles aussi décolorées que dans l'ictère spasmodique ou l'ictère sténosique dû à la compression des canaux biliaires. C'est le traitement antiphlogistique qui doit prévaloir. En cas de coliques hépatiques, on se comporte comme nous avons dit plus haut.

—

Dans la cirrhose, l'ictère n'est également pas

complet. Le foie ne fonctionnant plus, ce sont les reins qui le suppléent; aussi voit-on survenir rapidement les symptômes de la dénutrition ou le marasme. La fièvre est aiguë et la maladie prend une marche galopante. Il n'y a autre chose à faire qu'à retarder le travail de décomposition. Pour cela, on fera bien de prescrire les arséniates et la caféine. L'arséniate de caféine convient ici.

P. Arseniate de caféine.. 20 granules (0,001).
Un granule, de deux heures en deux heures, jusqu'à concurrence de 6 à 8 par jour.

—

Les organopathies hépatiques laissent subsister dans le sang les éléments de la bile (voir Diathèses). On sait que la matière colorante jaune peut se former directement dans le fluide circulatoire et que cette formation se rattache à une destruction rapide des globules rouges; de là, tendance aux inflammations et fièvres malignes : pyémie, septicémie, fièvre puerpérale, fièvre jaune, typhus, etc.; il peut y avoir également albuminurie. Tout cela prouve qu'il faut agir surtout sur le sang au moyen des arséniates, qui ont pour effet de retarder sa déglobulisation. Le choix du modificateur dépendra des symptômes : arséniate de quinine, en cas d'accès; arséniate de strychnine, quand il y a insuffisance nerveuse; arséniate de fer en cas d'anémie, et, contre l'élément douleur-spasme, la cicutine et l'hyosciamine.

Organopathies rénales.

—

Les maladies organiques des reins consistent dans une hyperplasie des cellules normales, ou dans une dégénérescence granuleuse graisseuse ; souvent les deux réunies. Ces organes ne fonctionnant plus, il en résulte des infiltrations ou anasarques, et une déperdition d'albumine par les urines : preuve que les reins prennent une part importante à la crase sanguine.

—

Dans l'albuminurie aiguë, l'anasarque débute aux paupières, à la face; plus tard elle s'étend aux malléoles et aux jambes. Dans l'albuminurie chronique c'est le contraire, l'anasarque de la face passant souvent inaperçue. L'anasarque se complique successivement d'hydropisie acite, d'hydrothorax, d'œdème des poumons, de la glotte, de suffusions séreuses du cerveau, de la moëlle-épinière, à mesure que la géne de la circulation augmente. Un fait capital, c'est que la transpiration insensible de la peau est enrayée (voir Diathèses). En même temps, il existe anémie et hydroémie.

—

La conséquence de cet état anatomo-pathologique est, qu'à part l'albuminurie aiguë, où les antiphlogistiques sont nécessaires (voir Néphrite), il faut se hâter d'administrer les reconstituants du sang, notamment les arséniates et les ferrugineux. On insistera également sur le régime lacté.

Si nous venons d'insister sur l'anatomie pathologique, c'est comme moyen de diagnostic ; cela n'empêche que nous devons tout faire pour la rendre la moins fréquente possible. Il y a eu de tout temps et il y aura toujours des lésions organiques, mais ce serait un faible honneur pour la médecine que ces lésions devinssent son objectif.

—

Malheureusement, il y a deux ordres de maladies : les unes inhérentes à la civilisation —, contre lesquelles la médecine ne peut qu'avertir, comme cette pauvre Cassandre si peu écoutée de ses concitoyens, les Troyens — ; les autres, accidentelles, qu'il dépend d'une bonne thérapeutique de prévenir et de combattre.

—

L'hygiène et la médecine doivent ici se donner la main ; et on ne saurait nier que déjà de grands résultats n'aient été obtenus. Ainsi, parmi les maladies infectieuses, beaucoup ont disparu ; d'autres tendent à devenir bénignes, à se civiliser dans le sens vrai du mot. La plupart nous sont venues d'Orient, pays d'incurie et de fanatisme ; c'est lui qui nous avait envoyé la variole, que nous sommes parvenus à neutraliser par le vaccin.

—

N'était-ce pas un trait de lumière, montrant que la nature nous donne les alcaloïdes, les métaux, les métalloïdes pour en faire un sage emploi ? Seulement, il s'agissait de dégager ces substances héroïques des formules complexes de la polypharmacie.

—

Il ne faut pas entendre cette dernière du nombre des médicaments, mais des amalgames bizarres, illogiques, des non-valeurs et des double-emplois qui en augmentent la masse et la rendent indigeste. La gastro-entérite résultant de ces médications grossières, on la mettait sur le compte de la maladie. Les mèdecins étaient imbus de cette idée : qu'en procédant d'après les règles, ils étaient infaillibles. Les doctrines changeaient : tantôt c'était l'asthénie, tantôt l'inflammation ; et les adversaires des deux camps se faisaient une guerre d'insultes à la manière des héros d'Homère.

—

Vint un homme de génie et de bon sens, qui fit ressortir le ridicule de ces disputes où la vie de l'homme était l'enjeu. Nous devons de la reconnaissance à l'auteur du *Malade imaginaire*, de l'*Amour médecin*, du *Médecin malgré lui ;* non qu'il n'y ait de l'exagération dans ses tableaux, mais parce qu'il fut, en réalité, le réformateur, non de la médecine — celle-ci est indépendante des travers des hommes — mais des médecins.

—

La médecine s'est simplifiée depuis qu'elle a pris pour guide la science. L'homme pathologique est le reflet de l'homme physiologique ; et, jusque dans ses aberrations les plus grandes, la nature reste fidèle à ses lois.

—

C'est un grand honneur pour notre art d'être entré dans cette voie philosophique qui procède du simple au composé, du *normal* à l'*anormal* ; aussi, avons-nous mis en regard les doctrines de Virchow et de Cohnheim, qui dominent aujourd'hui la science des productions morbides.

—

Si on ne peut rejeter la spécificité des causes, ce n'est pas une raison d'admettre la spécificité des effets. Les lésions anatomo-pathologiques, quelles qu'elles soient, relèvent de l'histologie ou de l'anatomie normale, comme les symptômes morbides de la physiologie.

—

Voyez où la doctrine contraire avait conduit! à poursuivre un idéal et à augmenter ainsi la réalité morbide. Dans les lésions anatomo-pathologiques produites par la syphilis, on mercurialisait à outrance et on doublait le mal — qui souvent n'existait plus, en tant que virus initial, — du mal du remède. Qui niera que la sobriété de mercure ne soit pour beaucoup dans la simplification de la syphilis?

—

Qu'on ne fasse pas aller notre pensée au-delà des limites que nous lui imposons nous-même : si nous n'admettons pas la spécificité des effets, nous acceptons la spécificité des causes; aussi cherchons-nous à les combattre par ce que nous avons nommé la *dominante* du traitement. C'est donc dans la voie de la thérapeutique que se trouve le progrès de la médecine, et non dans l'anatomie pathologique, *science du fait accompli,* qui disparaîtra à mesure que nous saurons mieux conduire le traitement. Déjà nous en avons un exemple dans les fièvres qui, aujourd'hui, sont moins dangereuses, précisément parce qu'on leur oppose des armes perfectionnées.

—

Que pouvaient les moyens grossiers d'autrefois? Est-ce quand il est opprimé par la maladie que l'estomac peut dégager du quinquina en substance la quantité d'alcaloïde nécessaire pour juguler une fièvre intermittente pernicieuse? Aussi, celle-ci, la plupart du temps, était-elle mortelle, ou, si on en échappait, c'était au prix de lésions organiques interminables. C'etait également le cas du typhus et de la fiévre typhoïde.

—

L'auscultation et la percussion ont fait de grands progrès; on établit, à un millimètre près, l'étendue de la lésion; on en précise les caractères, le degré d'évolution, et on est fier quand la nécropsie vient confirmer ce diagnostic! Ne nous insurgeons pas contre des résultats souvent inévitables, mais appliquons-nous à les restreindre dans la mesure du possible. Les observations que nous citons plus loin, prouvent qu'avec une thérapeutique active cela est possible.

TROISIÈME PARTIE.

—

CLINIQUE.

—

En médecine, les plus belles doctrines ne sont rien si elles ne sont appuyées sur les faits. Ce sont, en effet, ces derniers qui dominent tout. On a dit que les faits sont brutaux ; ils sont logiques ; seulement, s'ils s'écartent quelquefois de la théorie, c'est que celle-ci ne saurait tout embrasser. A côté de la règle, il y a les exceptions ; celles-ci ne faisant que confirmer celles-là. Il s'agit de s'entendre ; un fait bien expliqué vaut tout un volume. Aussi, à côté de ce manuel, qui n'est qu'un *mémento* ou simple *vade mecum*, nous avons fondé le *Répertoire de médecine dosimétrique*, que nous avons mis à la disposition des médecins, tous pouvant y consigner les faits importants de leur pratique.

—

Nous allons donner quelques extraits du journal de notre service à l'hôpital civil de Gand. Ce sont des notes prises par nos internes, jour par jour, par conséquent, reflètant avec exactitude les péripéties ou phases diverses des maladies.

—

Nous croyons intéresser nos lecteurs en donnant un court exposé de notre hôpital et des précautions qui y sont prises pour écarter les maladies épidémiques.

—

L'hôpital civil de Gand est situé en amont ouest de la ville, c'est-à-dire qu'il reçoit directement le vent de la mer. Cette orientation n'est pas indifférente et elle devrait être celle de tout hôpital (1). Ceux de ces établissements placés au centre des villes, sont entourés de tous côtés d'émanations malsaines.

—

L'argument qu'un hôpital est lui-même une source d'infection n'est pas sérieux, puisque le véritable hôpital est celui où ces sortes de foyers n'existent

(1) Malheureusement, en fait d'hôpital, on peut dire : Il fallait un mathématicien, ce fut un danseur qu'on choisit (Beaumarchais).

pas. C'est ce qui a lieu à Gand, où une machine à vapeur entretient une puissante ventilation.

—

Quant au système ou distribution de l'hôpital, c'est celui de pavillons à rez-de-chaussée, séparés par de larges cours et réunis par un service commun ; en un mot, le système de la centralisation administrative et de la décentralisation hospitalière.

—

C'est dans deux de ces pavillons que se fait le service de la chirurgie et, depuis qu'ils fonctionnent, *aucune* maladie épidémique n'y a apparu. L'érysipèle, ce fléau des salles des blessés, n'est pas connu chez nous.

—

Quant aux cas qu'on reçoit dans ces salles, ils sont, en général, graves, à cause des accidents de chemins de fer et de fabriques : ce sont des membres écrasés ou arrachés. Malgré cela, on pratique fort peu d'opérations sanglantes, grâce au mode des pansements adoptés. Le principe qui dirige ces derniers, c'est l'*inamovibilité* ou les *pansements rares*. On a pour cela l'ouate et le plomb. Le premier pansement (ouaté), consiste dans l'enveloppement du membre d'une carde d'ouate qu'on, comprime méthodiquement avec la bande roulée, avec des attelles en carton, en cas de fractures, d'entorses, de luxations. En cas de plaie, si celle-ci est simple, on l'ensevelit dans l'ouate et on ne s'en occupe plus. Le plus souvent, elle guérit par mode plastique, sans suppuration.

—

Si, au contraire, la plaie est contuse, et qu'on a à craindre l'ichor, on applique des gâteaux de charpie trempés dans de l'huile phéniquée (1 sur 10), puis, une feuille d'étain pour empêcher l'évaporation, et une carde d'ouate soutenue au moyen de la bande roulée. Ce pansement peut rester en place quatre, huit et même dix jours, sans décomposition putride.

—

Quand les parties sont disloquées, désarticulées, pantelantes, on les ramasse et on les soutient au moyen de lames de plomb. C'est un modelage qui permet de conserver aux parties leur forme. Les lames de plomb sont tenues en place par des emplâtres agglutinatifs, de manière à former une coque imperméable. Deux ou trois fois par jour, on injecte, entre cette coque et la plaie, de l'eau phéniquée.

—

Quant au traitement interne, nous nous en

sommes expliqué : il consiste dans l'emploi des arséniates et des alcaloïdes ; les premiers pour empêcher la fièvre, les seconds pour la calmer. Dans les cas tant soit peu graves, jamais cette précaution n'est négligée et le résultat démontre que nous avons raison d'en agir ainsi.

—

Nous allons maintenant passer en revue les principaux cas qui se sont présentés dans le dernier semestre.

PREMIÈRE OBSERVATION.

—

Pyoémie embolique.

Zeeuw (Jacques), 52 ans, journalier, entré le 3 avril 1873. — Accident de chemin de fer : fracture de la jambe et écrasement du pied gauche. — Fracture du péroné, à 2 pouces environ au-dessus de la partie inférieure, avec esquilles. — Le fragment supérieur taillé en angle aux dépens de la face antérieure, ainsi que le fragment inférieur. — On sent l'os à travers une plaie qui existe à ce niveau. — Les esquilles sont adhérentes au périoste. — Le tibia est fracturé à son tiers inférieur; fracture oblique de haut en bas et d'avant en arrière. Après la réduction, on applique l'appareil ouaté platré et la plaie est couverte de lames de plomb. — Injection sous-dermique, à la cuisse, de 1/2 centigramme d'acétate de morphine. — Nuit bonne.

4 *avril* : Peau chaude; pouls fort : 23 (au quart) R. 25 T. 38 4/5 c.

5 *avril* : T. 38 1/2, P. 24-25. R. 26. Pouls dépressible. L'appareil est imbibé; on le fenètre pour instituer des lavages à l'eau phéniquée. La plaie ne présente aucune inflammation; les lèvres sont transversales. Le malade prend depuis hier 4 granules de digitaline (0,001).

5 *avril*, au soir : T. 39 3/5. P. 25. R. 26.

6 *avril* : T. 39 2/5. R. 25. P. 26. — Appétit bon. — Pas de douleur, une garde-robe.

7 *avril*, au matin : T. 38 4/10. R. 25. P. 23, faible, dépressible. — Le soir, P. 25, R. 24, T. 39. — Intermittence. — Le malade a pris depuis hier huit granules d'arséniate de quinine. — Au soir : P. 24. R. 24. T. 38°,9.

8 *avril*, matin : Pouls à intermittences éloignées, du reste un peu relevé. — Le malade se dit bien.

Langue nette. — R. 25. P. 23, T. 38°, 4. L'auscultation ne révèle rien d'irrégulier, sinon une intermittence du cœur. — Rien d'anormal à la percussion. Au soir, plus d'intermittence du pouls : 21. R. 26. T. 38°,5.

9 *avril*, au matin : pansement; pus de bonne nature. — L'intermittence du pouls, de loin en loin, encore perceptible (après 23 minutes), P. 25. R. 24. T. 38°, 2. — 10 heures du matin : P. 23, R. 25, 6. T. 37°,8. De temps en temps, irrégularité du pouls. — État général satisfaisant. — Soir : P. 23. R. 25. T. 38°,5.

10 *avril :* bonne suppuration, qui a diminué : T. 38°,1. R. 25-26. P. 25. — Soir : T. 38°,1, P. 25. R. 28. — Le malade dit avoir senti un froid, au soir.

12 *avril*, au matin : absence d'appétit; langue un peu chargée. T. 39°, 1. P. 25, R, 25. Le blessé a eu une hémorrhagie assez forte hier soir. Pansement renouvelé après 12 heures seulement. — Le pouls est petit et l'individu pâle, — 5 granules d'arséniate de quinine. — Le soir : T. 39°,2. P. 24. R. 26.

13 *avril*, au matin : T. 38°, 2. P. 25. R. 25. — État assez satisfaisant. — Extraction d'une

petite esquille. — Continuation de l'arséniate de quinine. — Au soir : T. 38°8. P. 24, R. 26.

14 *avril*, matin : T. 38°,2. P. 25, R. 25. — Soir : T. 38°.2, P. 24. R. 26. — Continuation de l'arséniate de quinine.

15 *avril*, matin : T. 37°,2. P. 22. R. 20. — La suppuration continue à être bonne. — La nuit il y a eu une hémorrhagie abondante, qui a percé l'appareil. Décoction de quinquina, aiguisée de teinture acide aromatique. — Continuation de l'arséniate de quinine.

16 *avril*, au matin : T. 39°,4. P. 28, assez faible. — R. 25. — Renouvellement de l'appareil. — Soir : T, 29°,7, P. 26. R. 30.

17 *avril*, matin : T. 39, P. 25, R. 26. — Léger débridement au niveau de la fracture du péroné. — Plus d'hémorrhagie. — Soir : T. 39°,4. P. 25. R. 24. — Continuation de la médication interne.

18 *avril*, matin : T. 38°,6. P. 27 R. 26. — Débridement sur la face antérieure du tiers inférieur du tibia. — Suppuration de bonne nature ; il existe évidemment un foyer au niveau de la fracture du tibia. — Soir : T. 38,9. P. 28. R. 26. — Continuation des remèdes.

19 *avril*, au matin : T. 39°,6. P. 29-30. R. 28. Pansement. Bords de la plaie un peu rouges, tendant à l'érysipèle. — Suppuration de bonne nature. — Manque d'appétit; toutefois, goût pour le tabac à chiquer conservé. — On suspend la décoction de quinquina acidulée, mais on maintientl'arséniate de quinine. Soir : T. 41°, 5. P. 29-30. R. 26. — Le malade transpire abondamment par tout le corps. — La suppuration reste de bonne nature.

20 *avril* : Le malade dit avoir bien dormi la nuit ; peau moîte, moins brûlante. — Le malade prend 6 paquets de 5 centigrammes de digitale en poudre : un, d'heure en heure. — Pouls dépressible, n'ayant plus la dureté d'hier : T. 41,8. — Le pouls est devenu très faible, très dépressible. — A 11 heures du matin : P. 27. R. 26. T. 39, 3. — Le malade a eu un vomissement des matières alimentaires mêlées de mucosités. — Les urines sont pâles, non albumineuses. — Soir : T. 39,8. P. 29, R. 28. — Peau sèche, frisson pendant 1/4 d'heure.

21 *avril* : fort frisson au matin de 7 à 8 heures, T. 41. P. 32. R. 28. Il y a des selles diarrhéïques : 3, 4. — La langue est sèche, rugeuse ; soif ardente. — Frisson au soir, pendant une 1/2 heure. — T. 39. P. 29. — R. 30.

22 *avril*, matin : frisson de 1/2 heure. — Pouls très faible et déprimé. — Le malade conserve son intelligence. — Depuis 4 à 5 jours œdème périmalléolaire au pied sain ; l'appétit persiste ainsi que le goût pour le tabac, le vin et le genièvre. — T. 39,8. — P. 30. — R. 30. — Débridement au niveau du tibia, au moyen de deux incisions longues de 5 à 7 centimètres. — Une hémorrhagie artérielle est arrêtée par le perchlorure de fer étendu. — L'abondance de la suppuration force de recourir à un appareil à claire-voie. Vers midi, le pouls s'est relevé, le malade se sent mieux et la chaleur ne paraît pas exagérée. Soir T. 40. — P. 32. — R. 43.

23 *avril*, à 8 heures du matin : frisson. — T. 37°,5. — Pouls insensible pendant le frisson, ainsi que la respiration — légère toux, crachements — à 11 1/2 heures du matin, sueurs profuses, pupilles contractées, agitation, état de somnolence. - Pas de frisson au soir, T. 38, 2. — P. 28. — R. 28.

24 *avril*, au matin : T. 38, 6. — Pouls imperceptible — pupilles fort contractées. — La suppuration est arrêtée — le malade meurt dans la journée.

—

Autopsie. — 25 *avril*, au soir : Raideur cadavérique très prononcée. — Esqullies du tibia : deux libres ; deux peu adhérentes — pas de grand foyer purulent. — Les fragments de la fracture couverts de bourgeons — périoste très épaissi — formation d'un cal mou — foyer de fracture noir, gangréneux — le long du tibia des trainées puriformes ; à de certains endroits il paraît évident que ce sont des thrombus veineux devenus puriformes ; — saphène externe fortement injectée et tuméfiée — arthrite purulente de l'articulation astragalo-tibiale — commencement d'arthrite du genou — cartilages intacts. — Poumon gauche rapétissé, réduit au volume d'un poing, — adhérences pleurétiques anciennes — poumons rouges, ramollis, — par d'abcès métastatiques — poumon droit fort pigmenté. — Emphysème dépassant la ligne médiane. Lobe et bord inférieurs injectés par plaques. — Abcès métastatiques multiples. Pleurésie exsudative, sans trop d'épanchement. — Péricarde chargé de graisse. — Cœur augmenté de volume, placé transversalement. Épanchement séreux dans le péricarde. — Ventre sain, à l'exception de la rate qui est petite, applatie et se réduisant en bouillie lie de vin par les malaxations.

—

Réflexions. — On vient de voir comment l'arséniate de quinine a conjuré la fièvre inflammatoire secondaire, la température a été maintenue à 38 1/2-39°c. le pouls à 90, 95 et la respiration à 20, 25.

Ce n'est que plus tard, à la suite d'hémorrhagies répétées, que les frissons sont survenus et que la température s'est élevée succéssivement à 40 et 41°c, le pouls à 100-108, la respiration à 30 et 40 ; c'est-à-dire, que les facteurs de la vie végétative (cœur et poumons) ont été atteints successivement, — le cerveau s'est engagé, il y a eu contraction des pupilles, coma et enfin mort.

Parmi les désordres que l'autopsie a fait constater, quel est celui qui a occasionné la mort ? est-ce la pyoémie embolique ? On ne saurait l'admettre, car elle a été trop circonscrite et n'atteignit pas de vaisseaux importants. C'est donc l'épuisement de la vitalité qu'il faut invoquer. La fracture ayant été la source de la fièvre, on pourrait se demander si l'amputation n'eût sauvé le malade. Nous répondrons que, pendant les premiers jours, rien ne nécessitait cette mesure extrême ; et que lorsque le premier frisson s'est déclaré, il était trop tard. C'est là une pénible alternative, et la statistique démontre qu'on sauve plus de blessés en ne les amputant pas, qu'en les amputant.

On a vu que, quant au traitement interne, nous n'avons pas été exclusif, puisque, indépendamment de l'arséniate de quinine, nous avons employé la poudre de digitale, le quinquina en décoction et la teinture acide aromatique. Qu'a produit celle allopathie? quant à la digitale, des vomissements, et, quant au quinquina, la diarrhée; de sorte qu'il a fallu suspendre ces médicaments.

DEUXIÈME OBSERVATION.

Névralgie traumatique de la tête

Augustin Hotten (St-Denis-Westrem), 36 ans, célibataire, forgeron, entré le 28 mars 1873.

Il y a quatorze jours que le malade a fait dans son escalier, du haut de 11 marches, une chute sur la tête. Il y a plaie à la bosse frontale gauche. Les yeux sont bleus, gonflés, mais la vue conservée. Le malade accuse une douleur qui, partant des deux oreilles, va au sommet de la tête —; il sent le sol sur lequel il marche, mais éprouve une subparalysie dans tout le corps. — Selles retardées, miction normale.

Jusqu'au 4 avril, rien de particulier. A cette époque, il survient une intermittence avec céphalée. On administre des granules d'hydro-ferro-cyanate de quinine : 2, d'heure en heure, jusqu'à 12.

Le 7 *avril*, la subparalysie persistant, on donne l'acide phosphorique et le sulfate de strychnine. 6 de chaque : 2 à la fois, d'heure en heure.

Le 8 *avril*, le malade se plaint d'une roideur douloureuse au cou ; il a dormi cette nuit.

Le 10 *avril*, la céphalalgie reparaît de plus en plus forte ; il y a réaction fébrile. On donne : granules de chlorhydrate de morphine, granules de caféine, granules de strychnine et granules d'acide phosphorique : 1 granule de chaque, ou 4 à la fois, d'heure en heure.

La douleur de tête s'irradiant des deux oreilles vers le synciput, devient de plus en plus intense, le malade accuse un bouillonnement douloureux dans les oreilles. On donne : hyosciamine : 1 granule, d'heure en heure, jusqu'à sédation. Les douleurs s'appaisent, le malade entre, petit à petit, en convalescence. Une affection organique du cœur l'a fait envoyer ensuite au quartier de médecine.

—

Réflexions. — Cette observation présente de

l'intérêt; elle fait voir un état névralgique traumatique, qui aurait dégénéré en inflammation si les sédatifs n'avaient été employés.

C'est l'histoire de la plupart des affections aiguës. Les irradiations douloureuses vers les oreilles devaient surtout faire craindre une méningite et même une cérébrite et cérébellite. (Voir plus haut.)

TROISIÈME OBSERVATION.

Rhumatisme chronique.

Jean Verhelst (Gand), 45 ans, ouvrier de fabrique, employé au sêchoir, entré le 15 mars 1873. — Rhumatisme articulaire coxo-fémoral. — Le malade a eu une première atteinte l'an passé. — Douleur constante au niveau de l'articulation coxo-fémorale. Par moments, cette douleur se déplace, en suivant la face postérieure de la cuisse gauche. Il y a 10 ans, il a été traité pour une douleur au ventre et a eu des caustiques à l'aîne et à la fesse droite; — il s'est déclaré un abcès qui a été ouvert. — Le malade prend une décoction de salsepareille et de douce amère et des granules d'arséniate d'antimoine. Ce traitement, continué pendant plusieurs jours, permet au malade de sortir de l'hôpital, notablement amélioré, le 20 avril 1873.

Réflexion. — Le résultat de la médication interne ne saurait être contesté ici. Il y a deux ans, les moyens externes violents, tels que les caustiques, n'étaient pas parvenus à déraciner la diathèse rhumatismale, dont les sudorifiques et l'arséniate d'antimoine ont eu raison malgré la durée de la maladie.

—

Quant à la salsepareille et la douce amère, leurs bons effets s'expliquent par la nature essentiellement humorale du rhumatisme. Nous en avons parlé à l'occasion des diathèses. (Voir ces derniers).

QUATRIÈME OBSERVATION.

—

Fractures de côtes et emphysème.

Pierre De Vetter, soixante trois ans, cocher de place, entré le 5 avril 1873, — accident de voiture, — violente contusion du thorax, avec fractures des 3e et 4e côtes gauches, emphysème, remontant jusqu'à la ligne occipitale supérieure, et descendant jusqu'au pubis. — Dyspnée très grande, pouls fort, cyanose des mains, qui sont froides. — Superficiellement, nombreux râles sub-crépitants — à l'inspiration et à l'expiration râles muqueux et sibilants — expiration prolongée — douleur localisée à l'endroit des fractures — sensation de gonflement et d'oppression au cou. — Langue blanche. — T. 38°. P. 26. R. 27 irrégulière, de temps en temps interrompue par les crachats, muqueux filants, légèrement rouillés — Ventouses-scarifiées. — Appareil ouaté — Potion émétisée.

6 *avril :* Pouls souple — oppression moindre. — Boisson nitrée. — Vératrine, 12 granules. — Soir : T. 37°. P. 25. R. 24.

7 *avril*, matin : P. 27. R. 27. — Sueurs profuses par tout le corps. — Gran. arséniate de quinine n° 12. — Soir : P. 26. R. 23.

8 *avril :* Sueurs abondantes. — Le blessé accuse peu de douleur, respiration irrégulière : 5 au 1/4 — râles bronchiques, crépitants et muqueux — expectoration muqueuse filante, brunâtre — P. 25, fort, vibrant, régulier, T. 37. — Défaut d'appétit —

pas de selles depuis le 5 avril, — langue striée de deux lignes blanches. — Cyanose moindre. — Continuation de l'arséniate de quinine. — Soir : pouls intermittent — oppression moindre — l'emphysème a plutôt diminué.

9 *avril*, matin : P. 28. — R. 27, 28. — Fort mal de tête — peau moins humide — pouls intermittent. — Potion émétisée et nitrée — de nombreuses selles — les douleurs de tête persistent — dyspnée — râle guttural — P. 27. R. 27-28.

10 *avril*, matin : Le malade est somnolent. — P. 24. R. 27. — Le pouls s'est relevé, sans être trop dur, on ne constate plus les intermittences. — Le soir : bonne moiteur de la peau. — Pouls un peu vif : 25. R. 27-28. — L'emphysème a considérablement diminué.

11 *avril*, matin : P. 23, faible, dépressible. — R. 27. — Reprise des granules d'arséniate de quinine n° 12.

12 *avril*, matin : P. 84. R. 26. — Soir : P. 25. R. 27.

13 *avril* : P. 22. R. 24. — Le malade se sent bien — l'expectoration est moins filante, plus facile — l'emphysème a presque disparu. — Le malade prend un verre de genièvre depuis avant-hier. — Soir : T. 37°. P. 22. R. 30.

14 *avril*, au matin : P. 22. R. 37.

15 *avril* : L'emphysème est à peine perceptible. — Goutte matin et soir. — La plaie de tête est en voie de réparation — on suspend l'arséniate de quinine.

16 *avril* : Guérison presque complète. — L'emphysème n'existe plus qu'au niveau du thorax, pouls normal, respiration 5 au 1/4.

Température normale. — A l'auscultation, respiration au sommet du poumon droit, exagérée, à peine perceptible au sommet du poumon gauche. — A l'expiration, râles crépitants non constants, dûs à l'emphysème.

24 *avril*, au matin : Un peu de fièvre. — Défaut d'appétit avec douleur particulière. — 20 grammes de sels de Sedlitz.

26 *avril* : Encore un peu de fièvre. — Le malade n'accuse plus d'autres douleurs qu'au niveau des fractures, — pas de toux si ce n'est à l'expiration. — Le malade se trouve bien de son genièvre, — langue blanche des buveurs.

27 *avril* : Reprise de la fièvre, avec toux et vomissements, reprise de l'arséniate de quinine.

28 *avril* : La fièvre continue. — Vératrine, 8 granules.

29 *avril* : Potion de sulfate de magnésie.

30 *avril* : La fièvre a cessé. — Peau moîte — langue humide, mais blanche.

L'amélioration se maintient les jours suivants et le malade sort guéri après six semaines.

Réflexion. —On ne saurait se faire illusion sur la gravité du cas, puisque la fracture des 3ᵉ et 4ᵉ côtes a été accompagnée de déchirure superficielle du poumon et d'emphysème. Cet accident, assez fréquent dans des circonstances analogues, est suivi d'une grande prostration, la respiration ne se faisant plus qu'en partie. Aussi faut-il recourir immédiatement aux arséniates : quelquefois l'arséniate de quinine, quelquefois l'arséniate de strychnine. C'est au premier que nous avons donné la préférence et, à ce point de vue, nous nous en sommes bien trouvé. — Au début, nous avons donné une potion émétisée à cause des habitudes du malade — mais bientôt nous lui avons rendu son excitant habituel ; vers la fin, il y a eu recrudescence de la fièvre et il a fallu recourir à la vératrine qui en a eu promptement raison.

Il est exact de dire que c'est la lésion organique qui entretient la disposition de la fièvre ; mais c'est une raison de plus de se montrer attentif au moindre mouvement fébrile ou poussée inflammatoire.

Qu'aurait obtenu la médecine expectante? rien; ou plutôt elle aurait laissé les désordres pleuro-pneumoniques s'établir. Les médecins alcoolisateurs attribueront l'honneur de la cure à la goutte de genièvre que le malade n'a pas cessé de prendre matin et soir. A leur aise! mais nous leur demanderons pourquoi il y a chez les individus adonnés aux boissons spiritueuses tant d'inflammations de la tête, de la poitrine, du ventre? Evidemment, l'alcool est un agent déprimant, et, à ce titre, s'il peut convenir dans quelques inflammations aiguës, il est préjudiciable et même mortel dans tous les cas où il y a prostration ou adynamie.

CINQUIÈME OBSERVATION.

Coxalgie.

Van Laeken (Bernard), 18 ans, cultivateur. — Entré le 8 mars 1873. — Début des douleurs coxofémorales il y a un an. — Douleur au genou depuis quatorze semaines, — cautérisation au fer rouge. — La marche est chancelante depuis longtemps, — le repos l'a beaucoup soulagé. — Le bassin n'est pas déformé — pas de gonflement, ni d'allongement. — La constitution parait assez bonne. — Immobilisation de tout le membre au moyen de l'appareil ouaté, — à l'intérieur : arséniate de soude, à raison de 8 granules par jour. —

20 *avril* : la marche devient possible sans bâton — plus de douleurs.

17 *avril* : Douches froides, suivies de frictions sèches. — Il n'y a pas de douleur à l'articulation coxo-fémorale, mais une roideur pénible du genou.

27 *avril* : Éruption scarlatineuse douteuse, avec angine ; — on donne une potion laxative de Vienne et des granules de vératrine. — Après 8 granules, sont survenus des vomissements et diarrhée. T. 39. P. 26. R. 26. Au soir : T. 28°,5. P. 25 1/4. R. 25.

28 *avril* : T. 37 1/2. P. 23. R. 20. — L'examen de la gorge fait voir un engorgement des amygdales, qui se touchent presque, — il n'y a ni plaques, ni escarres.

Le malade entre en convalescence.

Réflexions. — Nous donnons cette observation parce qu'elle nous montre qu'en dehors des agents antidiathésiques on ne guérit point les affections même de nature chirurgicale, quand c'est la diathèse qui les a amenées. — Ici la cautérisation actuelle de la hanche n'a pu avoir raison de la coxalgie. — On a vu, au contraire, combien l'effet de l'arséniate de soude a été prompt.

On a pu voir également avec quelle promptitude la vératrine fait tomber les fièvres éruptives. On aurait tort d'arguer de l'éruption : la fièvre est indépendante de cette dernière : à preuve, les *variolae sine variolis;* c'est-à-dire que c'est la fièvre qui constitue le danger et, par conséquent, que c'est elle qu'il faut faire tomber. La vératrine est ici un agent décisif. On sait avec quelle rapidité la scarlatine fait monter la température animale (41 et même 43° c.) ; or, c'est là un immense danger qu'on ne saurait combattre assez rapidement.

SIXIÈME OBSERVATION.

Accident de fabrique. — Arrachement du bras.

Léopold Rousseau, 17 ans, ouvrier de fabrique, depuis une année. Entré le 19 avril — le bras a été enlevé par la machine au niveau du 1/3 supérieur, avec conservation d'un lambeau assez grand au côté externe. — On resèque l'os et on rapproche les chairs par quelques points de suture métallique. Trois petits artères ont dû être liées, — l'artère axillaire est recoquillé en tire-bouchon. — Pansement phéniqué par occlusion : T. 35°,5. P. 24. R. 17. — 1/2 litre de vin et 10 grammes sirop de morphine. A 6 1/2 du soir : T. 38. P. 23. R. 19.

Le lendemain : T. 37°,7 (petit thermomètre). P. 24. R. 25. — Le malade ne se plaint d'aucune douleur.

21 *avril* : Réaction très forte. — T. 39. P. 23. R. 26. — On lève l'appareil qui est imprégné de sang, — plaie en bon état, — un caillot noir bouche le point hémorrhagique, — 2 selles séreuses. — Mucilage de colombo et 6 granules hydro-ferro-cyanate de quinine. — Soir : T. 38°8. P. 29. R. 26.

22 *avril*, au matin : T. 38. P. 25. — R. 23. — Langue nette, — selles régulières, — le malade commence à manger un peu. — Pansement, — enlèvement des points de suture, — le lambeau est gangrené sur ses bords (3 centimètres en lon-

gueur, sur 2 centimètres en largeur), au niveau de la suture antérieure; le reste est en parfait état. — Pansement au plomb et application de la glace. Soir : T. 29°,2. P. 26. R. 24.

23 *avril*, matin : T. 38, P. 25, R. 23. — Soir : T. 39 1/2, P. 28, R. 7.

24 *avril*, matin : T. 37°,4, P. 23-24, R. 22. — État général très satisfaisant. — Continuation de la glace, — deux points de suture sont enlevés. (Noter qu'à partir du 20, la température du soir a été donnée par le grand thermomètre à curseur, tandis que celle du matin et les autres prises dans la journée, l'ont été avec le petit thermomètre. Voir dans cette même histoire leurs rapports.) Soir : T. 28 1/2, P. 24, R. 22.

25 *avril* : T. 37°, P. 20, R. 18. — La glace fondue depuis la nuit avait été remplacée par un sachet d'eau, qui avait pris insensiblement la température du corps. — Ce matin pansement sec au plomb. — Soir : T. 38, P. 30, R. 27.

26 *avril*, matin : 37°c, P. 23, R. 25-26 (constaté après le pansement un peu douloureux. — La portion gangrenée du lambeau se détache, et une ligature. — Soir : T. 38°,8, P. 25, R. 27.

27 *avril*, matin : T. 37°,5, P. 20. R. 26. — Soir : T. 38. P. 29. R, 28.

28 *avril :* T. 37,3. P. 27, R. 25. — Les deux ligatures restantes tombent, le lambeau interne est réuni par première intention, — bourgeons charnus à niveau, du côté externe. — Gangrène de 5 à 6 centimètres carrés du lambeau externe. — État général bon. — Continuation de l'hydro-ferro-cyanate de quinine, avec décoction de quinquina. — Pansement au plomb.

29 *avril*, au matin : T. 37°,3. P. 25. R. 25.— Au soir : T. 37, P. 19, R. 20, donc, état normal. La réunion sera obtenue sur la plus grande partie de la plaie ; le reste suppure. — Le malade se lève et, sous l'influence du bon régime de l'hôpital (air, aliments) entre rapidement en convalescence.

—

Réflexions. — Cette observation mérite toute l'attention des chirurgiens. — Elle fait voir comment le traumatisme peut être gouverné. Abandonné à lui-même il est capricieux comme un cheval fougeux ; mais quand on lui fait sentir le frein modérateur des alcaloïdes, il se calme. Or, calmer c'est donner de la force. Il importe, comme nous l'avons déjà dit tant de fois, que ces puissants fébrifuges soient employés dès le début. Nous nous demandons d'où vient la frayeur des chirurgiens, eux qui ne reculent devant les cas les plus graves? Tous les jours cependant, les médecins employent la quinine, qui, après une longue resistance, a reçu droit de bourgeoisie. Pourquoi n'en serait-il pas de même de l'arséniate de quinine, de la vératrine, de l'hyosciamine?

SEPTIÈME OBSERVATION.

—

Contusion de l'abdomen.

Bauche, Ed., 43 ans, voiturier. — Entré le 1 mars 1873, pour une contusion de l'épigastre et de l'hypochondre droit. — Douleur vive à l'épigastre augmentant à la pression — toux pénible, — poitrine sonore, —râles sous-crépitants à gauche et par derrière, au niveau de la région infra-scapulaire et axillaire inférieure — expectoration blanchâtre, spumeuse, — ventouses scarifiées — cataplasme.

4 *mars* : réaction modérée. — Retard de selles depuis samedi dernier. — Potion saline et émétisée. — Depuis quelques jours déjà on remarque chez l'individu un teint jaunâtre sclérotique; de plus, il

est abattu, — gonflement des pieds depuis aujourd'hui. C'est le troisième jour qu'il n'a plus eu de selles. — La langue reste pâle.

8 *mars* : Décoction de quinquina laudanisée, avec teinture d'Huxham.

14 *mars* : Purgatif au sel de magnésie.

17 *mars* : Le malade vomit tout ce qu'il prend ; le ventre se gonfle de plus en plus, — 8 granules de quassine et autant de digitaline.

18 *mars*, le matin : T. 38 2/3. P. 19. R. 22. — La partie antérieure de la poitrine est sonore — la toux est moindre. — A la pointe du cœur, au premier temps, bruit éclatant, qui n'est pas un souffle. — Les autres bruits du cœur un peu affaiblis depuis hier. — Au niveau de la région du foie et de la région axillaire inférieure, bruit tympanique qui cesse au rebord costal, où l'on a un son mat, dans l'étendue de 2, 3 centimètres, puis revient le son tympanique, mais moins prononcé. Le malade vomit ce qu'il mange, excepté le bouillon. — Soir (7 heures) : T. 38°,6. P. 22. R. 28.

19 *mars*, au matin : Selles liquides, brunâtres, à odeur fécale, sans matières blanchâtres ou puriformes. — Urines pâles, avec un dépôt blanc, floconneux ; sans aucun précipité ni dégagement de

gaz. — T. 38 3/10. P. 19. R. 19. — Soir : T. 38°,2. P. 76. R. 29.

20 *mars*, matin : T. 37°. P. 27-28. R. 17-18. — Respiration un peu exagérée aux sommets de l'un et de l'autre poumon, par devant ainsi qu'au côté gauche ; au côté droit il y a quelques râles sibilants et muqueux, vers la région inférieure (pas derrière, devant et de côté). Frottement pleurétique très distinct, surtout à la base; pas de matité par derrière ; au côté inférieur toujours le son tympanique, mais limité par dernière, à la moitié postérieure latérale inférieure ; —point pleurétique tombé, et le malade se sent relativement bien ; la diarrhée persiste (4 selles de couleur normale) ; le teint jaune sclérotique a disparu aïnsi que l'œdème des pieds presque complètement, sauf un peu d'infiltration péri-malléolaire. Les nausées persistent, ainsi que la diarrhée. — Mucilage de Colombo et quassine. — Soir : T. 36°2. P. 26. R. 24 (pleurésie sèche).

21 *mars*, matin, T. 36 2/5. P. 27-28. R. 25-26. — La toux continue sans expectoration ; du moins peu abondante. — 1 gramme de poudre de Dower en 4 paquets. — Soir : le pouls est manifestement relevé : T. 38°c. P. 18. R. 25.

22 *mars*, matin : le malade a passé une meilleure

nuit que la nuit précédente, la toux a été moindre. T. 37 3/5. P. 19. R. 18. La diarrhée persiste (4 selles). Soir : T. 36. P. 18. R. 19.

23 *mars*, matin : T. 37 2/5. P. 19 au 1/4. R. 18. La toux est moindre et l'expectoration est plus facile. — Soir : T. 36,4. P. 17. R. 19.

24 *mars*, matin : T. 35 4/5. P. 17. R. 19. — La toux a diminué beaucoup et l'appétit revient. (Noter qu'il n'y a jamais eu de différence entre les retentissements de la voix des deux côtés). La respiration est encore un peu plus faible à la région axillaire inférieure droite ; du reste, il n'y a plus de râles ni de frottements pleurétiques: il y a sonorité partout. — Soir : T. 36 2/5. P. 19. R. 23.

25 *mars*, matin : T. 36 2/5. P. 18. R. 22. — La toux existe encore, surtout la nuit. L'appétit se maintient et le malade va à l'air, n'éprouvant plus aucune douleur.

L'œdème a disparu presque en totalité.

Entrée en convalescence.

—

Réflexions. — Le cas qu'on vient de lire, aurait été mortel si la contusion intérieure avait dépassé le premier degré. Le teint jaune sclérotique, l'œdème, les signes pleuro-pneumoniques et cardiaques étaient là autant d'éléments facheux de pronostic ; heureusement tout a bien tourné. L'art peut-il s'en prévaloir? Certainement puisque nous venons de faire voir l'emploi heureux de la poudre de Dower, de la quassine et de la digitaline. Ce cas prouve également qu'en médecine il ne faut pas être exclusif.

THERMOMÉTRIE.

On vient de voir combien le thermomètre a pris une large part dans les observations ci-dessus : c'est qu'il est devenu un véritable instrument de clinique, comme le sthétoscope. Sans thermomètre, on peut dire qu'il n'y a pas d'observation clinique possible; c'est l'indicateur de la vitalité, comme le baromètre du temps. Grâce à lui, le diagnostic devient plus sûr, plus parfait; on peut dire positif. Le pronostic, toujours si difficile quand il s'agit d'une maladie fébrile aiguë, peut se faire avec une précision presque mathématique.

—

La thérapeutique, à son tour, est entrée dans une voie nouvelle grâce aux médicaments dosimétriques, qui sont les véritables modificateurs de la vitalité : tantôt la relevant, quand elle est au-dessus de la moyenne physiologique, tantôt la modérant, quand elle excède ses limites propres. Depuis qu'on a déterminé la température morbide, on a trouvé un traitement antipyrétique, tandis qu'autrefois on procédait toujours par des soustractions de sang, c'est-à-dire de forces vitales.

—

Le plus savant médecin aujourd'hui, est en même temps le praticien le plus habile, parce que son diagnostic est plus complet et sa thérapeutique plus rationnelle. Avec lui, l'expérience n'est pas routine, mais science; pour lui, une seule année de pratique et d'observation scientifique vaut plus cent fois que toute une vie de servile empirisme et de tatonnement. Que nommait-on le coup d'œil du médecin? On serait bien embarrassé de le dire avec les données de la vieille médecine.

—

La thermométrie clinique a pour but de reconnaître la chaleur morbide. Insistons un moment sur ce point et examinons dans quelles maladies la température du corps est *normale*, *hyponormale* et *hypernormale*.

—

1° *Température normale.* — Elle existe dans

beaucoup de maladies chroniques. On pourrait croire à *priori* que la thermométrie manque ici son but, parce qu'elle semble inutile ; qu'on se détrompe : ce symptôme négatif, c'est-à-dire l'absence de fièvre, a une valeur réelle au point de vue du diagnostic, du pronostic et du traitement : on saura que l'affection dont le malade est atteint ne donne pas lieu à une combustion exagérée de ses tissus, et l'on saura de plus que les grands systèmes de nutrition continuent à fonctionner normalement.

—

2° *Température hyponormale.* — Il est très important de constater exactement l'abaissement de la température animale au-dessous de la moyenne physiologique (37° c.). Cette évaluation servira à établir le diagnostic et fournira des indications thérapeutiques très précises. D'un pronostic toujours fâcheux, cette diminution de la chaleur normale prouve un grand état d'affaissement de l'organisme. Les hémorrhagies abondantes, les longues privations, l'exposition prolongée au froid etc., peuvent y donner lieu. L'abaissement de température constitue encore une forme de terminaison fatale des grandes fièvres : au bout de 1-2 jours, on voit la température du corps descendre de 41° à 37°, 36°, 35° c., et plus bas encore. Il est vrai que dans ces cas la thérapeutique devra bien des fois s'avouer impuissante ; mais il faut se souvenir qu'on ne peut pas guérir toutes les maladies ; ce qu'on peut, c'est les traiter toutes rationnellement. Il nous restera toujours la consolation — triste à la vérité ! — de ne s'être pas fait illusion sur l'état du malade : ou aura posé un pronostic très grave.

—

Les affections chroniques des grands systèmes de nutrition s'accompagnent fréquemment aussi d'un abaissement de la température animale, on a bien des fois, dans les hôpitaux l'occasion de constater ces faits chez les malades atteints de maladies organiques du cœur, des poumons, de l'estomac, du foie, de l'intestin. Non-seulement le thermomètre fournira ici des éléments précieux pour le diagnostic et le pronostic de la maladie, mais encore il viendra puissamment en aide à la thérapeutique. Si l'on est persuadé que les voies d'absorption habituelles n'introduisent pas suffisamment d'éléments réparateurs dans le courant circulatoire, on pourra quelquefois y suppléer en mettant en activité des organes qui, à l'état normal, interviennent très peu dans la nutrition organique.

Enfin signalons un abaissement de la température

animale normale chez les individus atteints d'aliénation mentale.

3° *Température hypernormale.* — C'est dans les maladies aiguës que le thermomètre devient un instrument des plus indispensables : on peut dire que la marche de la température est celle de la maladie.

Le même degré de température n'est pas atteint dans toutes les maladies aiguës, et c'est ce qui les distingue au point de vue de leur gravité. Généralement, dans les affections catarrhales aiguës, la température animale ne s'élève que de 1 à 2° c.; au contraire, dans les inflammations plus franches qui atteignent les séreuses et les grands parenchymes, la fièvre débute par un ou plusieurs frissons et atteint bientôt 38,5; 39; 40° c. et plus : aussi ces affections présentent-elles plus de gravité; elles exigent une attention spéciale de la part du médecin et un traitement très énergique.

Il existe une classe de maladies fort importantes qui se distinguent par une marche typique : ce sont les maladies infectieuses, les affections zymotiques. Ici le thermomètre rend d'immenses services : grâce à lui, le diagnostic et le pronostic deviennent faciles et sûrs. L'office du médecin est de modérer la température trop élevée du corps, d'empêcher la combustion exagérée des éléments organiques et de rendre l'économie apte à refaire les matériaux consumés par le feu de la fièvre.

—

Il est certaines circonstances qui ne doivent pas échapper au médecin thermométriste : ainsi il doit considérer en premier lieu l'individualité du sujet. Il est vrai de dire que chez les enfants l'exagération de la chaleur animale a, en général, la même signification que chez l'adulte; cependant les enfants présentent une température plus élevée dans les mêmes affections, et, de plus, la fièvre chez eux se développe bien plus rapidement : on les voit sujets à ces fièvres éphémères, presque toujours, il est vrai, sans gravité : une température très-élevée, chez eux, n'inspirera donc pas les mêmes craintes que chez l'adulte, mais elle n'en exige pas moins de soins et d'observation attentive.

—

Pendant la convalescence même, la température animale, chez les enfants, reste souvent fébrile; sous ce rapport les vieillards présentent des phénomènes tout opposés, ici on n'a pas tant à craindre l'exagération de la chaleur animale; c'est sa diminution qu'il faut redouter : Chez l'enfant, convulsions, excitation, fièvre ; chez le vieillard, apathie, collapsus : aussi faut-il bien se garder de considérer comme un symptôme indifférent, l'abaissement de la température animale chez un individu avancé en âge : attendez-vous à une issue fatale quand cette température descend, chez le vieillard malade, à 36, 35° c ; prévenez autant que possible le collapsus et n'attendez pas pour agir que l'organisme ait perdu ses forces et reste insensible aux remèdes les plus héroïques.

—

Il ne faudra pas non plus oublier de faire la part des variations diurnes que présente normalement la température animale : ces oscillations se maintiennent pendant la maladie ; elles sont même plus prononcées. Il n'est pas rare de trouver une différence de 1 à 1,5° c, entre la température du matin et celle du soir ; on n'en tirera donc pas de conclusion trop favorable si l'on trouve que la température du matin est inférieure à celle de la veille au soir. Il est vrai que dans certaines maladies et sous l'influence de causes plus ou moins connues, l'inverse peut se produire, la température du matin l'emportant sur celle du soir ; mais ce n'est pas la règle, et, en général, les oscillations de la température morbide coïncident avec les oscillations diurnes de la maladie.

—

En résumé, la thermométrie clinique a acquis, dans ces derniers temps, une utilité pratique toute aussi grande que l'auscultation et la percussion, et a permis d'arriver aux conclusions suivantes :

1° La conservation de la température normale du corps (37° c.) dans une maladie, rend, en général, le pronostic peu grave.

2° L'augmentation de la température normale est en raison de l'intensité et de la nature de la fièvre ; si elle est rapide dans les affections aiguës franches, il est rare qu'elle dépasse 40° c, qui sont en quelque sorte son apogée ; dans les affections malignes, cette élévation est moins rapide, moins franche, mais elle va au-delà de 41, 42 et même 43° c. Une température plus élevée serait incompatible avec la vue, le sang pouvant se coaguler dans les vaisseaux.

3° L'abaissement de la température animale normale indique un épuisement lent ou rapide de l'organisme.

4° Dans les observations thermométriques, il

faut faire la part de l'individu et des oscillations diurnes de la température pathologique et normale.

—

« Amirable chose que le thermomètre appliqué à l'étude des maladies! — s'écrie le Dr Liegard, de Caen — plus je marche dans cette voie, et plus ma conviction s'affermit; chaque jour vient ajouter à la somme de mes observations. Je donnais, ces jours-ci, mes soins à une petite fille de 3 ans, qui me présentait, à moi qui ai publié un travail sur les fièvres cérébrales, tous les symptômes de cette redoutable maladie à son début : fièvre intense, forte chaleur de la tête, rougeur et pâleur alternatives, tressaillements brusques et fréquents, délire, cris, agitation, surtout pendant la nuit. Il me semblait cependant qu'il y avait des redoublements; une maladie générale plutôt qu'une inflammation locale; mais ce n'était qu'un soupçon, mal fondé peut-être.

—

Je fais l'application du thermomètre : il monte et s'arrête seulement à 40° c. 5. Plus de doutes: je rassure la mère effrayée et je donne, deux jours de suite, 30 centigrammes de sulfate de quinine. La nuit fut calme. Le lendemain, le pouls a perdu beaucoup de sa fréquence et le thermomètre ne marqua plus que 40° c. C'est encore une température excessive et nous devrons continuer pendant un ou deux jours encore le précieux anti-périodique; sans le thermomètre je ne l'aurais pas employé et la pauvre petite se fût trouvée dans le plus grand danger par la succession des accès. » Dans une lettre subséquente, le Dr Liegard annonce l'entier rétablissement de sa petite malade.

—

Que de fois n'arrive-t-il pas qu'on ait affaire à une fièvre larvée et que, faute de l'avoir diagnostiquée et pronostiquée, on perde des malades en ne donnant pas immédiatement le fébrifuge? Nous avons parlé, au commencement de ce manuel, de l'épidémie de fièvre pernicieuse de 1826, à laquelle nous avons assisté et qui nous a montré cette fièvre sous ses différents masques : tantôt celui de la méningite, tantôt celui de la cérébrite, de la pleuro-pneumonie, de la péritonite, etc. Le stade de froid était très court et le thermomètre montait rapidement à 40 et 41° c., pour retomber, vers la fin de l'accès, au-dessous de la moyenne physiologique. Là était le danger, puisque l'économie ne pouvait résister à ces brusques oscillations. Aussi, si on ne donnait pas le sulfate de quinine à temps et à haute dose, le malade succombait.

—

Dans le choléra indien, les mêmes oscillations se manifestent ; mais ici la période d'algidité est plus longue et peut être une cause de mort par l'abaissement rapide de la température animale, comme dans l'asphyxie par le froid ; mais dans la période de réaction, le danger n'est pas moins grand puisque le thermomètre marque quelquefois 40° et 41° c., pour ne s'y maintenir que pendant un temps relativement court et descendre au-dessous de la moyenne physiologique : 35, 34 et même plus bas ; au point que l'attouchement du corps donne la sensation d'un reptile à peau nue (Batraciens).

—

Que fait-on d'ordinaire ? On cherche à rechauffer le corps par des frictions énergiques et des stimulants internes : mais ceux-ci, la plupart du temps, brûlent la muqueuse gastro-intestinale et déterminent ainsi un état typhoïde, c'est-à-dire que la réaction dégénère en une série d'oscillations au milieu desquelles la mort a lieu après des symptômes cérébraux, thoraciques et abdominaux.

—

Nous avons dit que le stade de froid une fois

passé, il faut arriver aux antipériodiques, principalement l'arséniate de quinine : un granule, de demi heure en demi heure, jusqu'à ce que le thermomètre indique une température normale ou approchant (37, 38° c.). De même, il faudra y ajouter la *variante* : morphine, hyosciamine, cicutine, contre l'élément spasme-douleur.

—

On laissera là les potions incendiaires, car elles ne feraient qu'ajouter aux désordres. Ce n'est pas que tout remède allopatique doive être interdit : ainsi, dans la saburre, on donnera le calomel, la rhubarbe et, pour faciliter la transpiration, l'ipéca, de même qu'on emploiera dans la convalescence le quinquina, comme les vins généreux. Mais ce sont là des agents purement diététiques, et s'y borner ce n'est pas faire de la médecine. Celle-ci consiste à attaquer les symptômes dans leur nature et leurs formes, et il n'y a pour cela que les médicaments dosimétriques.

—

Quand la réaction dans les pyrexies est insuffisante, deux types se produisent : le type *rémittent* et le type *intermittent*. Dans le premier, il y a oscillation de la circulation et de la calorification, par conséquent, variations des stades de froid, de chaleur, et de sueur; mais ces variations s'accomplissent elles-mêmes d'une manière plus ou moins constante et régulière.

—

Nous en avons un exemple dans la fièvre typhoïde : ainsi, au point de vue thermométrique, cette fièvre peut se décomposer en trois stades : dans le premier, qui dure de 3 à 5 jours, la température croit chaque jour progressivement : chaque soir, la chaleur augmente sur celle de la veille de 0,5 à 1° c., celle du matin ne subissant, au maxi mum, qu'une rémission de 0,5. La température s'étant élevée à 39°,5 dans les cas légers, à 40,5, 41° c. et même au-delà dans les cas graves, le 4e ou le 5e jour, la période d'état commence : durant celle-ci, la température oscille entre 39°,5, 40° ou 40°,5, suivant la gravité des cas; puis enfin se dessinent, après un, deux, trois septenaires d'oscillations *ascendantes*, les oscillations *descendantes*. Ce 3me stade, dans les cas graves, est séparé du 2me par un stade intermédiaire, que Wonderlich a désigné sous le nom de stade *amphibode*.

—

Cette phase est toujours d'une signification sérieuse : elle tranche d'une manière saisissante sur le reste du tracé graphique par son irrégularité; notamment des brusques élévations se produisant de temps à autre le soir.

C'est pour cela que Wonderlich a formulé les lois suivantes :

a) Une pyrexie, qui au 2me jour présente, chez l'adulte, une température voisine de 40° c., n'est pas une fièvre typhoïde.

b) Une pyrexie, qui, après le soir du 4me jour, ne présente pas une température supérieure à 39° c., n'est pas une fièvre typhoïde.

c) Une pyrexie, qui dans la seconde partie de la 1re semaine présente une température toujours inférieure à 39°,5, n'est pas une fièvre typhoïde.

—

Nous ajouterons : une pyrexie, dont la température s'élève progressivement, malgré les rémissions matinales, au maximum de 0,5, de manière à atteindre, le quatrième ou le cinquième jour, une élévation de 39°5 à 41° c., et qui se maintient ensuite, dans la deuxième partie de la première semaine, au-dessus de 39°5, est probablement une fièvre typhoïde.

—

Relativement au pronostic, ainsi que nous l'avons déjà dit, les indications fournies par la thermométrie sont extrêmement importantes : ainsi l'élévation de la température animale peut être mortelle à 43° c. Elle le serait d'une manière absolue à 45° à cause de la coagulation du sang; à 41° c. le cas est très grave ; à 40, il l'est moins ; à 39,5, il est relativement favorable.

—

Le pronostic est d'autant meilleur que la rémission du matin est plus marquée. L'abaissement de la température est un bon signe, mais à la condition qu'il ne soit point brusque et ait lieu dans un temps normal. Dans la période d'état, une chute rapide de 41° c. ou 40° c. à 37°, 36° et au-dessous, est un signe mortel. Cet abaissement annonce une hémorrhagie, ou un collapsus du cœur. Une élévation brusque de la température très considérable, est ordinairement le début de l'agonie.

C'est toujours un signe fâcheux que l'exacerbation commence avant midi et ne se termine qu'après minuit.

—

Dans le type intermittent de la fièvre, les trois stades de froid, de chaleur, de sueur sont séparés par un intervalle de repos ou apyrexie; le retour à l'état de santé paraîtrait complet si, à certains signes de pâleur, d'abattement, l'œil du médecin ne reconnaissait le retour de l'accès.

Le premier stade ou le frisson étant accompli, la température monte rapidement, selon l'intensité de la fièvre, à 39,5 et 40° c. La chaleur est mordicante, le pouls s'accélère (110,120 pulsations par minute), les yeux ont un éclat inaccoutumé, la bouche est sèche, il y a soif ardente, les urines sont rares et de couleur foncée.

Après ce stade, arrive celui de sueur : la peau devient moite, le pouls mollit, la bouche s'humecte, tout le corps se couvre d'une sueur abondante et le malade tombe dans un sommeil bienfaisant. Nous ferons encore ici quelques remarques quant à la thermométrie : la durée du froid est sujette à varier : cela peut dépendre des circonstances extérieures et intérieures. Ainsi, quand le malade restera exposé à l'air du dehors, il est évident que la réaction ne pourra s'établir. C'est le danger des armées en campagne, où le manque d'objets d'habillements et de campements donne lieu à tant de désastres.

Quant aux circonstances intérieures, il y a le

spasme qui empêche la réaction : les vaisseaux de la périphérie crispés retiennent le sang à l'intérieur et peuvent ainsi amener des accidents mortels : coma, apoplexies, hypostases. C'est dans ces conditions que se produisent les fièvres larvées, qui peuvent revêtir les formes les plus diverses. Elles indiquent toujours un haut degré de la maladie et une intoxication fort intense.

—

Nous ajouterons maintenant, avec le professeur Spring (*Accidents morbides*), que la forme particulière, l'intensité et la durée de la fièvre sont déterminées, d'une part, par la cause prochaine ou efficiente (qui est souvent un parasite, accomplissant sa vie propre sur l'organisme malade); d'autre part, par la quantité de matériaux susceptibles de servir d'aliment au processus morbide.

—

En examinant bien le caractère de la fièvre, on y reconnaît, en tant que réaction vitale, l'élément spasme, l'élément douleur, agitation, l'élément congestif, inflammatoire. Le premier ou le spasme, se présente surtout au début ; c'est lui qui détermine le frisson : tout l'élément fibrillaire entre en mouvement et se crispe. Ce mouvement, très marqué à la peau, se fait également sentir à l'intérieur : « On a froid dans le dos. » Son intensité dépendra de l'intensité ou de la prolongation de la cause morbide, de la susceptibilité individuelle, des pertes que l'économie a faites, de ses privations, des impressions morales. On comprend que, dans de pareilles conditions, tout ce qui affaiblit l'organisme doit être mortel. Le frisson exige donc l'emploi des antispasmodiques. On se trouvera bien de quelques gouttes de laudanum dans une mixture éthérée. C'est dans le même sens qu'agit l'alcoolature d'aconit.

Pendant le spasme périphérique, le sang est refoulé vers l'intérieur et les vaisseaux du centre se distendent et se paralysent : c'est comme dans les expériences de M. Cl. Bernard, où l'on coupe le grand sympathique. Il résulte de ces expériences, comme de celles de Brown-Séquard, que l'augmentation de la chaleur est la conséquence directe de la dilatation des vaisseaux. Un autre physiologiste, *Traube*, est parti de l'hypothèse d'un appareil nerveux *régulateur ou modérateur* de la rénovation organique du corps. Il agirait à la manière des appareils *empêchants* en général ; c'est-à-dire qu'il se comporterait à l'égard de la rénovation organique ou de la nutrition, comme les nerfs pneumo-gastriques (surtout le gauche), à l'égard du cœur. Ce serait un frein de la combustion hématosique, en ce sens que, sans lui, l'oxydation du sang deviendrait excessive et le corps serait brûlé.

Nous aimons à rappeler ces théories anatomo-physiologiques, parce qu'elles rentrent dans la grande loi de la vitalité, loi que le Père de la médecine avait parfaitement reconnue en l'absence de toute connaissance technique.

Ainsi, dans la fièvre, il n'y a pas seulement les phénomènes chimico-physiques, il y a, et surtout, les phénomènes vitaux, ces derniers se subordonnant les premiers : aussi la médication doit-elle être dynamique ou vitale. Dans les pyrexies aiguës, les alcoloïdes sont toujours indiqués ; la quinine agit, non dans l'intervalle des accès, comme on serait tenté de le croire, mais contre l'accès subséquent, en modérant la réaction et en facilitant les fonctions de sécrétion et d'excrétion, c'est-à-dire en favorisant l'élimination des produits de combustion. C'est ce que fait la digitaline pour l'urée. La vératrine a une action toute spéciale sur la peau ; l'aconitine sur la muqueuse gastrique; la colchicine sur les reins. Il y a là, comme on voit, une source féconde d'expérimentations et nous y convions nos confrères.

—

Andral a cherché à déterminer les variations de la température du corps avec celles de quelques-unes de ses parties solides et de l'urine : fibrine, albumine, globules, urée etc., et il est arrivé à ce résultat que, lorsque le sang contient plus de 4 millièmes de fibrine, la température s'élève et que cette élévation est proportionnelle à celle de l'élément plastique. Cette conclusion est conforme à celle du même auteur sur les phlegmasies et les pyrexies, également en rapport, non avec les globules rouges du sang, mais plutôt avec les globules blancs. Il donne le tableau de 20 chlorotiques chez lesquels, bien que les globules rouges fussent notablement diminués, la température fut au-dessus de 37° c. Ceci explique pourquoi la fièvre est si prompte à naître chez les chloro-anémiques ; pourquoi la température animale augmente, à mesure que le sang lui-même s'épuise ; pourquoi la faim prolongée échauffe ; pourquoi il ne faut jamais pousser la diète jusqu'à ce besoin, auquel les malades ne résistent pas; pourquoi, enfin, les déplétions sanguines *hors de propos* font l'opposé de ce qu'on attend d'elles : c'est-à-dire qu'elles échauffent. Nous disons les saignées *hors de propos*, parce que, au contraire, celles qui sont faites à propos, c'est-à-dire quand il existe une obstruction ou obstacle mécanique, comme dans les phlegmasies parenchymateuses — notamment la pneumonie — dégagent la circulation, relèvent le pouls, favorisent l'évaporation et, par conséquent, rafraîchissent le corps.

—

La diminution de l'albumine du sang n'est pas en rapport immédiat avec l'abaissement de la température; ce n'est qu'après un temps plus ou moins long, comme on l'observe dans l'albuminurie et sur les animaux qu'on laisse périr d'inanition, que l'insuffisance des matières albumineuses fait baisser la température d'une manière un peu notable.

—

Il existe, au contraire, un rapport direct entre le degré de la température du corps et la quantité d'urée éliminée par les reins. Dans 32 analyses d'urines appartenant à divers malades dont la température était normale, Andral n'a trouvé que huit fois plus de 12 grammes d'urée. Dans les pyrexies il a constaté, à la fois une élévation plus considérable de la température et une quantité plus grande d'urée. C'est ainsi que, sur 23 analyses d'urines provenant de malades atteints de fièvre intermittente, il a trouvé onze fois 20 et 32 grammes d'urée, — neuf fois entre 16 et 20, — deux fois seulement — 13 et 14 grammes.

—

Le même rapport existe dans la pneumonie, la pleurésie, le rhumatisme articulaire aigu, les fièvres éruptives et la fièvre typhoïde. Quant à cette dernière, si quelques auteurs ont admis une diminution de l'urée, Andral fait observer que la diète à laquelle des malades sont soumis, agit sur l'urée en sens inverse de la fièvre. Il peut arriver dans une pyrexie qui se prolonge, que l'urée, sans cesser d'être éliminée en quantité considérable, diminue cependant, la température se maintenant au même degré.

—

Il existe une maladie qui constitue une exception à la règle précédente ; c'est le cirrhose du foie. Dans des analyses d'urines, Andral a constaté une augmentation dans la quantité de l'urée. Cette maladie, quoique apyrétique, se comporterait, sous ce rapport, comme les pyrexies. Andral se demande si on peut supposer, dans ce cas, que les matières azotées de la bile, qui ne peuvent plus sortir du sang par le tissu du foie altéré, trouvent une voie supplémentaire d'élimination dans les reins, et il semble disposé à résoudre cette question par l'affirmative, en se basant sur les expériences physiologiques qui démontrent une semblable solidarité entre les fonctions éliminatrices.

—

On pourrait invoquer ici l'exemple des ovipares où, en présence d'un foie relativement peu développé — quelques-uns manquant de vésicule de fiel — les reins sont munis d'un double système veineux (de Jacobson), qui se rallie au système de la veine porte. On sait l'énorme quantité d'urée et d'urates fournie par les oiseaux, et on ne saurait douter que ce ne soit un moyen de rafraîchissement chez des animaux où tout le corps n'est qu'un appareil de combustion.

—

De ce que nous venons de dire tirons des conclusions pratiques. Les recherches de l'hématologue français jettent un grand jour sur les pyrexies et les inflammations : elles font voir que le calorique animal est proportionnel à la quantité d'urée dans le sang ; or, les alcaloïdes, en augmentant les sécrétions rénale et cutanée, c'est-à-dire en favorisant l'élimination des principes azotés, font tomber la chaleur et le pouls et, par conséquent, diminuent la fièvre et l'inflammation. La plupart des phlegmasies non-traumatiques, sont des fièvres localisées sous l'influence d'une cause occasionnelle : ainsi, quand la pleurésie, la pneumonie éclatent spontanément, c'est qu'il y a prédisposition, car la cause occasionnelle est souvent très faible : c'est la goutte d'eau qui fait déborder le vase. Il en est de même dans le rhumatisme articulaire et dans toutes les phlegmasies en général, où les alcaloïdes font merveille.

—

Quand il y a pléthore, la saignée préalable favorise l'action des médicaments : il n'y a pas de service à l'hôpital civil de Gand où la saignée générale soit plus en honneur que dans le mien; loin donc de vouloir enlever à la thérapeutique cette ressource. Innover n'est pas réagir : c'est ce que les esprits étroits ne comprennent point; voilà pourquoi les révolutions ne profitent point aux peuples.

« Quidquid delirant Reges plectantur Achivi. »

En politique, on en est quitte pour un changement de pouvoirs ; il n'en est pas de même en médecine, puisqu'il s'agit, non d'intérêts matériels, mais de la santé.

—

Mais si la saignée est nécessaire quand il y a pléthore ou surabondance de sang, il n'en est pas de même dans la leucocythémie, où les inflammations sont plus à redouter parce qu'elles sont plus en rapport avec les globules blancs qu'avec les globules rouges. Si, par suite de l'appauvrissement des générations actuelles, la nécessité de la saignée générale est moins grande aujourd'hui qu'autrefois, il ne faudrait pas ériger l'exclusion de ce moyen thérapeutique en système. — On saigne pour dégager la circulation, n'importe la cause qui a produit l'embarras: une pneumonie, au début, nécessite l'ouverture de la veine. Les catharto-émétiques dans ce cas, ne sont jamais qu'un expédient, et ce serait un danger que de s'y fier exclusivement. Il en est de même des maladies aiguës du cœur, où Hufeland reproche à ses contemporains de ne plus saigner.

—

Nous n'excepterons même pas certains états adynamiques, qui peuvent également réclamer les déplétions sanguines, non *soustractives*, mais *dérivatives*, en vue d'empêcher l'hypostase dans les organes nobles. Ainsi les phénomènes cérébraux, pneumoniques, abdominaux seront plus sûrement combattus par les calmants dynamiques. Par exemple, la morphine est plus efficace après la saignée qu'avant. Pour arriver aux stimulants et antipériodiques on a également plus de facilité. Le véritable praticien est celui qui n'est pas exclusif.

—

Pour les alcaloïdes, quand et comment faut-il les administrer? Ici le doute peut se présenter. Peut-on les donner dans l'état pyrétique ou bien faut-il attendre l'apyrexie? Nous pensons que cela dépend des circonstances : ainsi, quand le danger est imminent et qu'une perte de temps pourrait être mortelle, il faut donner les apyrétiques *même au fort de la fièvre*. Et qu'on ne craigne pas d'augmenter ainsi la réaction, puisque les alcaloïdes font tomber le pouls et la chaleur. Le danger venant de l'excès du calorique, il faut y parer sans relâche. Nous croyons utile de mettre ici sous les yeux de nos lecteurs la doctrine d'un médecin qui fait actuellement autorité en Allemagne.

———

TRAITEMENT DE LA FIÈVRE

par C. Liebermeister, professeur à l'Université de Tubingue.

« Les expériences des pathologistes modernes ont démontré que l'élévation de la température animale constitue le symptôme le plus important, pathognomique, en quelque sorte, de la fièvre; elles ont prouvé aussi que cette élévation se rattache à une exagération des décompositions chimiques, se produisant continuellement dans la trame de nos tissus, à une usure augmentée des matières organiques qui composent notre organisme. Or, cette combustion finit par entraîner des conséquences fatales pour la vie. D'abord, elle amène rapidement la consomption, l'affaiblissement de l'organisme, parce que la digestion se trouvant ordinairement abolie ou très profondément troublée dans la majorité des mouvements fébriles, il manque de matériaux pour réparer les pertes du corps faites à un si haut degré.

Cette conséquence est surtout à redouter dans les maladies fébriles chroniques : phthisie, etc., mais bien plus encore dans les pyrexies aiguës. Cette élévation de la température altère nos tissus dans leur composition chimique et leur organisation intime. On observe, en effet, sur les cadavres d'individus morts par suite de la violence de la fièvre, des désordres, tant dans les parties liquides que dans les parties solides, en rapport avec l'élévation de la température observée pendant la vie. Ces désordres sont particulièrement prononcés à la suite des maladies infectieuses parce que ce sont celles où l'on remarque la température la plus élevée.

—

Parmi les troubles fonctionnels résultant des changements matériels que l'élévation de la température animale détermine dans les tissus, deux groupes de symptômes se dessinent particulièrement et contribuent à l'issue funeste : 1° troubles de la circulation, se révélant pas des contractions cardiaques plus nombreuses et plus faibles — toutes les statistiques nous montrent, en effet, la fréquence et la faiblesse du pouls en rapport direct avec l'élévation de la température, sauf quelques cas exceptionnels où le système nerveux intervient d'une manière particulière ; — 2° troubles du cerveau, se caractérisant par un abattement profond, le délire, le coma. — Ces symptômes, en effet, se manifestent chaque fois que la fièvre atteint une haute intensité, ou quand, avec une intensité moyenne, elle a une durée plus longue. Ainsi ils ont lieu tout aussi bien dans l'érysipèle, la pneumonie, que dans la variole, et ils ne sont si intenses dans le typhus que parce que, dans cette maladie, la fièvre a sa plus grande intensité et une plus longue durée. Quand la température atteint un degré extrême : 43° c., ou quand une température de 42, 40° c., dure pendant un temps plus ou moins long, toutes les fonctions cérébrales sont abolies et la paralysie de la circulation et de la respiration amènent la fin.

—

L'élément morbide qu'il faut donc essentiellement combattre, quand il s'agit d'une fièvre plus ou moins grave, c'est l'élévation considérable de la température animale ou, mieux encore, la cause qui produit cette chaleur excessive, si l'on veut attaquer le mal à sa racine. Deux méthodes ont été reconnues aptes à ce but : l'une, qu'on pourrait nommer *antithermique*, consiste à retirer, au moyen de bains d'une durée et d'une température appropriées, l'excès de calorique qui est si pernicieux pour l'existence. — Il y a des cas ou cette indication est si pressante, si formelle, qu'on ne pourrait s'en passer. Ce refroidissement du corps suffisamment répété (jusqu'à 12 fois dans les 24 heures), produit des résultats sûrs et immédiats dans la majorité des cas.

—

Cependant il y a des cas rebelles où les bains froids restent sans succès; et puis, il y a une foule de malades chez lesquels on ne saurait les employer longtemps. On recourt alors à la méthode dite *antipyrétique*, qui consiste dans l'action de certains médicaments opérant la défervescence, c'est-à-dire combattant l'élément essentiel de la fièvre : la décomposition exagérée des tissus.

—

La quinine — en faisant ici abstraction complète de son action dans les fièvres paludéennes, — n'exerce une action antipyrétique évidente que lorsqu'elle est administrée à très haute dose. Pour un adulte, je donne ordinairement 1 1/2 à 2 1/2 grammes de sulfate ou de chlorhydrate de quinine (je ne remarque aucune différence dans les effets de ces deux sels); mais il est essentiel que cette dose soit prise en entier dans l'espace d'une demi-heure, tout au plus une heure.

—

L'effet serait considérablement amoindri si on prenait la dose en plus de temps; cela est vrai à tel point, qu'une dose beaucoup plus grande, mais partagée, pour être prise en une demi journée ou en 24 heures, a, à peine, une influence appréciable sur la température animale.

—

D'autre part, je ne fais jamais répéter cette dose considérable avant que 48 heures se soient écoulées. Je voudrais ensuite faire remarquer que dans les cas où la fièvre offre spontanément de fortes rémissions ou des intermissions, la quinine est beaucoup moins indiquée que dans les cas de fièvre continue ou subcontinue ; malgré que beaucoup de médecins professent une opinion diamétralement opposée.

—

L'effet favorable produit par la quinine dans les fièvres continues, s'explique précisément parce qu'elle détermine une intermission, quelque passagère qu'elle soit. Là donc où des intermissions se montrent spontanément, la quinine est moins nécessaire. Il est un fait connu : qu'une fièvre violente qui, de temps à autre, offre des intermissions complètes, est beaucoup moins dangereuse qu'une fièvre continue ou subcontinue d'une intensité modérée ; et j'ai remarqué que le même pronostic peut s'appliquer aux fièvres modifiées par la quinine, suivant que cette dernière détermine des intermissions franches ou seulement un amoindrissement continu des symptômes.

—

La vératrine est un antipyrétique qui mérite beaucoup de confiance quand elle est employée à dose suffisante ; on obtient souvent par elle des intermissions, alors que la quinine n'avait pas eu d'effet. Je fais ordinairement prendre des pilules de 5 milligrammes : toutes les heures une, jusqu'à ce qu'il survienne un état nauséeux très prononcé. Généralement 4 à 6 pilules suffisent. Le collapsus qui, à cause de l'abaissement rapide de la température, succède aux vomissements, n'est pas dangereux, même chez des individus atteints de typhus. Il se dissipe rapidement par le vin et les autres analeptiques. »

—

Nous ferons à cette manière de juguler les fièvres aiguës ou pyrexies, quelques remarques. En premier lieu, qu'il vaut mieux donner les alcaloïdes à petites doses, mais coup sur coup, qu'à fortes doses et à des intervalles prolongés. La méthode dosimétrique est donc supérieure à celle du professeur de Tubingue, et les mêmes résultats sont obtenus sans aucun inconvénient ni danger.

—

Dans les fièvres à intermissions ou rémissions, le professeur de Tubingue pense que le sulfate de quinine est moins nécessaire que dans les fièvres continues ; il faut s'entendre. La fièvre intermittente est d'autant plus dangereuse que ses intermissions sont plus courtes, c'est-à-dire qu'elle tend à devenir continue ; à ce point de vue, M. Liebermeister peut avoir raison : il faut, dans ce cas, donner le sulfate de quinine à haute dose à la fin de l'accès ; c'est ainsi que nous avons dit qu'on a procédé dans la grande épidémie de fièvre pernicieuse de 1826. Souvent on était assez heureux de réussir à empêcher l'accès subséquent : c'est que la fièvre intermittente est susceptible d'être coupée. Il n'en est pas de même des fièvres rémittentes : celles-ci peuvent être mitigées, mais non coupées ; ainsi une fièvre éruptive a son parcours ; il faut que l'éruption se fasse, mais celle-ci peut être bénigne ou maligne. Il en est de même de la fièvre typhoïde : elle parcourt ses divers stades, mais avec plus ou moins de violence ou de malignité. On comprend donc qu'il ne s'agit pas de donner la quinine, ni la vératrine, ni tel autre alcaloïde que ce soit, à haute dose, mais à doses graduées.

—

Il en est de même encore dans les fièvres continues, qui sont plutôt des phlegmasies : ici, on peut atténuer, mais non couper la fièvre. Ainsi, dans la fièvre cérébrale ou méningo-cérébrite, dans la fièvre pulmonaire ou pleuro-pneumonie, dans la fièvre rhumatismale articulaire ou arthrite, dans la fièvre puerpérale ou métro-péritonite, etc, il ne s'agit pas de couper la fièvre, mais de l'atténuer, c'est-à-dire empêcher les désordres organiques. C'est ainsi que nous l'avons constamment entendu, et que tout bon praticien doit faire : pour cela, il ne peut être exclusif ; il ne peut se borner à un moyen ou se retrancher dans l'expectation sous prétexte que tous les moyens donnent des résultats également négatifs ; avec la vieille allopathie il en était ainsi, parce que les formules étaient vagues, indécises.

—

En résumé, le traitement des pyrexies est ce qui importe le plus en médecine ; c'est l'incendie qui, n'étant pas conjuré, peut atteindre les proportions les plus grandes et tout détruire. Qu'importent les ruines? N'est-ce pas un lent acheminement à la mort? Et ne serait-il pas mille fois désirable que le malade eut été emporté tout d'un coup? Qu'est-ce qu'une cardite qui n'a pû être conjurée? Une agonie où le malade ne se sent plus mourir que lorsqu'il a perdu la conscience de lui-même dans cette aberration d'esprit où la nature, toujours sage et bienfaisante, masque la mort par le cœur.

—

Hélas! les maladies chroniques ne sont que trop nombreuses; notre civilisation, les inquiétudes, les déceptions morales en sont les agents en quelque sorte inséparables. Tachons, du moins, de parer aux affections aiguës, qui toutes peuvent, plus ou moins, être palliées. Les médecins, comme les chirurgiens, doivent aller au devant des complications. De même qu'une fracture grave peut être ramenée, par un pansement méthodique, aux conditions d'une fracture simple, de même aussi il n'y a pas de maladie interne, quelque violente qu'elle soit, qui ne puisse être mitigée. Mais pour cela il faut combattre le mal pied à pied et lui disputer le terrain organique; c'est-à-dire empêcher les lésions anatomo-pathologiques.

—

Nous espérons qu'on ne nous attribuera pas une

pensée qui n'est pas la nôtre : celle que toute maladie puisse être guérie ; comme nous l'avons dit au commencement de ce chapitre, il faut que tout traitement soit logique, c'est-à-dire basé sur le diagnostic. Si le pronostic nous appartient, ce n'est qu'à la condition d'avoir fait tout ce qui est possible pour en diminuer la gravité. Il y a là, pour le médecin, un point de conscience. Quand Ambroise Paré disait : « Je le pançay et Dieu le guérit » c'est qu'il était persuadé que Dieu est avec les bons chirurgiens, comme avec les bons médecins, c'est-à-dire que ce qui représente ici bas la Divinité, la Providence, c'est la science.

—

J'entends une objection et ne suis pas fâché de la toucher avant d'en finir avec la thermométrie : « Il ne faudra donc plus, pour être médecin, que le thermomètre et la montre ; plus, certains médicaments préparés d'avance qu'on donnera d'après l'état symptomatique. »

—

Nous répondrons : qu'en fût-il ainsi, ce serait déjà quelque chose de positif, puisqu'on saura qu'il y a phlogose et sur quels points ; mais là ne se bornent point les investigations de la médecine dosimétrique : elle recherche, avant tout, la cause des maladies pour y appliquer la *dominante* du traitement, en même temps qu'elle combat les symptômes par la *variante*.

—

Distinguons le fond de la maladie de sa forme : celle-ci peut être sthénique et celle-là asthénique. C'est ce qui différencie les affections malignes des affections franches, qui n'exigent guère que la variante, c'est-à-dire de parer aux symptômes à fur et à mesure qu'ils se présentent (bien entendu qu'on aura su les prévenir, c'est à cela que sert la science); mais dans les affections malignes il y a autre chose à faire que la médecine des symptômes; celle-ci pourrait conduire à de cruels mécomptes : ainsi, dans l'épidémie des fièvres pernicieuses de 1826, la forme la plus générale était celle de la méningo-cérébrite; or, en s'arrêtant à cette dernière, on risquait de perdre son malade; la quinine (en tant que dominante) le sauvait, tandis qu'en le saignant on risquait de le tuer.

—

« Devines si tu peux et choisis si tu l'oses. »

tel a été longtemps le triste sort des médecins; de là, les interminables disputes dont Molière s'est fait une arme (il est vrai qu'il s'attaquait également aux méchants auteurs qui réduisent leurs éditeurs à l'hôpital). Aujourd'hui il ne saurait plus en être ainsi grâce à la thermométrie. N'avons-nous pas vu le Dr Liegard diagnostiquer une fièvre cérébrale, au lieu d'une méningo-cérébrite, par la brusque élévation du calorique chez sa petite malade et la sauver au moyen de quelques centigrammes de sulfate de quinine ?

—

Admettons maintenant une organopathie : une maladie organique du cœur par exemple : Eh bien ! la thermométrie nous permettra également d'éviter bien des bévues. Ce que le diagnostic objectif nous apprend, c'est le trouble circulatoire, l'irrégularité du jeu de la pompe *aspirante* et *foulante;* une oreille attentive reconnaît ou gît l'obstacle ; si c'est aux valvules ou aux parois de l'organe, au corps de pompe ou aux soupapes, mais cela ne suffit pas pour le traitement : la preuve, c'est que les médecins anatomo-pathologistes ne sont pas d'accord quand il s'agit d'arriver au traitement. Là où les uns saignent, les autres tonifient : ils peuvent avoir également raison dans des conditions déterminées, c'est-à-dire que si, au début, les organopathies du cœur réclament les déplétions sanguines, vers le milieu et à plus forte raison vers la fin, elles exigent les toniques. Mais il y a à tenir compte également de l'individualisme organique, c'est-à-dire, qu'il faut modifier la sensibilité morbide.

—

Voilà pourquoi le traitement d'une affection organique est complexe, et pourquoi le médecin est obligé de voir son malade chaque jour, et même matin et soir, afin de parer aux nouveaux incidents. Dans les maladies aiguës cela est peut être moins nécessaire, et le traitement, une fois bien établi, on peut en attendre le résultat favorable, puisque c'est la nature qui l'opère; mais toutes différentes sont les maladies organiques; ici la nature est insuffisante et il faut lui venir à chaque instant en aide.

—

Dans les maladies organiques du cœur, que nous citions tout-à-l'heure, il y a à parer à des symptômes très variés: il faut, comme on dit, se porter là où est le danger, puisque ce n'est pas seulement le cœur qui souffre, mais tous les organes dont il reçoit et auxquels il distribue le sang: ainsi, tantôt, c'est une congestion de la rate, du foie, des poumons, tantôt, une anémie de ces mêmes organes, et presque toujours ces deux états à la fois, ce qui complique singulièrement le diagnostic.

—

Nous nous rappelons un individu atteint d'anévrisme de l'aorte ascendante : la gêne de la respiration était extrême et le pouls à peine perceptible; mais ce qu'il y avait de caractéristique, c'était l'habitus du malade : se tenant constamment la tête entre les jambes, et, quand on le forçait à la lever, étant pris de convulsions éclamptiformes. Inutile de dire que le patient succomba : l'autopsie révéla l'étendue de la lésion, laquelle embrassait tout le pourtour de l'aorte ascendante. Les mêmes symptômes peuvent se présenter dans la sténose ou les insuffisances valvulaires, mais avec la congestion cérébrale et pulmonaire en plus ; toujours est-il nécessaire de diagnostiquer ces états, afin de prévoir le danger et de l'écarter dans la mesure du possible.

—.

Mais nous devons nous arrêter, car si nous voulions continuer sur ce pied, il nous faudrait commencer un nouveau volume.

DE L'UROLOGIE

dans ses rapports avec la médecine dosimétrique.

—

Autrefois il y avait l'uromancie, comme la chiromancie, c'est-à-dire qu'on regardait dans les urines pour deviner la maladie, comme dans les lignes de la main pour prédire l'avenir. Les *uromantes* n'ont pas tous disparu ; mais on aurait tort de confondre avec eux les urologues. Pour ces derniers, l'examen scientifique des urines est le complément des autres moyens de diagnostic et sert à établir le traitement d'une manière rationnelle.

—

Les limites de ce manuel ne nous permettent pas d'entrer dans les détails de cette importante science ; nous devons nous borner à indiquer sommairement son but ainsi que ses moyens.

—

La sécrétion urinaire sert spécialement à la dépuration du sang ; toutes les matières organiques qu'on y rencontre — en dehors de celles qui sont élaborées par la muqueuse même : tels que le mucus

— doivent être considérées comme produits anormaux, c'est-à-dire dénotant un vice de la nutrition.

—

Il en est de même des matières inorganiques ou solides. Pour que les urines soient saines, il faut qu'il n'y ait excès, ni d'acides, ni de bases, sans celà, elles se chargent de dépôts ou sédiments. L'acide urique, l'oxalate de chaux, l'urate d'ammoniaque, le phosphate de chaux, le phosphate ammoniaco-magnésien, tels sont, dans l'ordre de fréquence, ces dépôts.

—

L'acide urique traité par le peroxide de plomb. — corps oxydant — donne de l'urée, del'allantoïne et de l'acide oxalique. Ce dernier indique que l'urine est un produit de combustion. En effet, en nourrissant des chiens exclusivement avec du sucre, en peu de temps, on voit apparaître l'acide oxalique dans les urines ; et, si l'expérience se prolongeait, il s'y formerait des calculs mûraux ou d'oxalate de chaux.

—

Dans notre longue carrière chirurgicale nous avons eu cinq fois l'occasion de pratiquer la taille pour des calculs de cette sorte — c'est-à-dire ne pouvant être soumis à la litho-tricie ni la lithotripsie — chez des enfants de 5 à 10 ans, où on avait abusé du sucre dans l'alimentation — comme cela a lieu trop souvent, obéissant en cela à un préjugé qui attribue la pierre au sel, tandis que c'est tout le contraire.

—

Le fait de la production d'acide oxalique a une grande importance, puisqu'il démontre que lorsque le sucre n'est pas complètement oxidé ou converti en acide carbonique, il se produit en acides très nuisibles, notamment les acides oxalique, lactique, butyrique, que nous avons vu jouer un rôle si important dans les diathèses.

Recherche du sucre dans les urines.

—

On sait l'énorme quantité de sucre contenue dans les urines diabétiques, au point d'être filantes, et sirupeuses. La première question qui se présente, c'est celle de savoir d'où ce sucre provient. Pour cela il faut remonter plus haut qu'aux reins, c'est-à-dire au foie, et surtout nous enquérir de la formation de la graisse, cette espèce de provision que l'économe amasse comme l'abeille le miel; on nous permettra donc d'entrer ici dans quelques détails.

—

La graisse provient des substances féculentes sucrées et de la transformation des matières albuminoïdes en sucre ; c'est donc un prodnit de l'économie vivante. Les abeilles et les ruminants en fournissent un exemple concluant : la cire des premières provient des matières sucrées des fleurs sur lesquelles elles butinent (en nourrissant des abeilles avec du miel, la quantité de miel est plus grande) ; la graisse des animaux herbivores se forme par la transformation de la fécule, d'abord en glucose, puis en matière grasse.

—

La chimie démontre que par l'oxydation le sucre se transforme en acide carbonique, en eau et en acide butyrique ; on peut donc opérer cette transformation, soit en mettant le sucre en présence d'un ferment énergique, soit par une forte oxydation.

—

Les matières azotées peuvent également se transformer en sucre : le caillot sanguin des épanchements ou des hémorrhagies se convertit très souvent en graisse. Il ne faut pas confondre cette conversion — toute chimique — avec la dégénérescence granuleuse ou graisseuse, qui est un travail organique. (Voir plus haut.)

Dans quel organe a lieu la formation de la graisse? On peut admettre que c'est dans le foie; plusieurs raisons militent en faveur de cette opinion, que M. Cl. Bernard admet comme probable. Le foie est donc un producteur de graisse. Celle-ci se forme pendant la digestion (un morceau de foie, pris sur un animal hors du temps de la digestion et bouilli dans de l'eau, n'offre aucun caractère spécial, tandis que si l'animal était en digestion, des gouttelettes graisseuses apparaissent à la surface de la décoction et peuvent en être séparées par l'éther).

Si l'on rapproche de ce fait une expérience qui démontre que, pendant la digestion, la quantité de sucre formée dans le foie est plus grande qu'à jeûn, on trouvera une grande analogie entre les influences qui agissent, tant sur la production du sucre, que sur celle de la graisse. On pourrait même en conclure (sans qu'aucune expérience, il est vrai, le prouve) que la graisse provient de la matière glycogène élaborée par le foie, puisque, dans l'état de digestion, les quantités de ces deux matières varient. De plus, on sait que la quantité de sucre formée pas le foie, est proportionnellement la même dans toute la série animale.

—

Il est également démontré aujourd'hui, que la quantité de graisse élaborée par l'économie ne dépend, en aucune façon, de l'alimentation (de l'alimentation ordinaire bien entendu) ; ainsi un lapin qui a été nourri de choux donne autant de graisse qu'un chien qui n'a été nourri que de viande. Ce fait renforce l'hypothèse de la formation de la graisse aux dépens des matières sucrées : si l'on trouve, en effet, un produit dérivé constant quant à ses proportions, sa quantité et sa présence, il ne saurait avoir pour origine un autre produit soumis à des variations de production. Il faut qu'il dérive d'un produit de l'organisme constant comme lui, c'est-à-dire du sucre.

—

La disparition du sucre coïncide-t-elle avec la diminution de la graisse ? Cela est probable quoique aucune contre-expérience ne soit encore venue le démontrer. Nous disons la diminution de la graisse, parce que cette substance n'étant point détruite comme le sucre, de la disparition de ce dernier ne résulterait pas la disparition absolue de la graisse.

—

Nous avons parlé de la matière glycogène du

foie; on sait que ce produit, dont la connaissance est due à M. Cl. Bernard, — constitue une espèce d'amidon animal, susceptible de se transformer en sucre, ou plutôt empêchant la fermentation de ce dernier [1]. Si l'on prend un foie qu'on soumet à un lavage continu au moyen d'un courant d'eau froide dans la veine porte sortant par les veines sus-hépatiques, au bout de quarante minutes à peu près, l'eau sort limpide et ne contient plus ni sucre ni sang; toute la fibrine a donc été enlevée; si on laisse alors ce même foie exposé à une température moyenne, il s'y forme encore du sucre (autant qu'il y en avait avant le lavage). Cette formation continue environ 24 heures; après ce temps, il ne s'en forme plus.

—

De cette expérience on peut conclure que le sucre du foie se forme par l'action de la substance glycogène et non par la fibrine du sang. Quant à la

(1) D'après une autre doctrine, celle de Tscherinoff, ce ne serait par la substance glycogène qui, dans le foie, se tranformerait en sucre, mais bien au contraire le sucre arrivant dans le foie se transformerait en substance glycogène. Cette dernière serait ainsi nommée *Glycophthinium*. Le foie ayant perdu la faculté de détruire le sucre, celui-ci resterait dans le sang et donnerait lieu à la glycosuric. Dans la pratique, ces deux doctrines conduisent aux mêmes indications: combattre l'atonie du foie.

matière glycogène, elle ne peut avoir d'autre origine que l'albumine du sang : on observe que les personnes obèses, généralement, sont lymphatiques; Chez les phthisiques, il ne se forme pas de graisse, c'est-à-dire que les matières albuminoïdes sont converties en matière tuberculeuse. Ne confondons pas celle-ci avec les granulations grises, qui sont des néoplasies, tandis que le tubercule est un *corpus mortuum* qui subit la transformation caséeuse. Ici encore on voit la conversion des matières albuminoïdes en graisse.

Chez le scrofuleux il y a transformation du sucre en acides lactique, oxalique, ainsi que le montrent les urines; la transformation des matières albuminoïdes a donc lieu, mais le sucre subit une combustion incomplète : au lieu de former de l'acide carbonique, c'est-à-dire d'être intégralement brûlé, il est oxydé incomplètement.

Nous ne faisons qu'indiquer ici les données les plus générales de l'hématologie, renvoyant aux auteurs pour les détails spéciaux. Ce que nous venons de dire de la glycosurie fera voir combien sont importantes les recherches du sucre dans les urines, puisqu'il s'agit de reconnaître la source d'une consomption qui peut être mortelle, n'étant pas arrêtée en temps.

—

Pour constater la présence du sucre dans les urines, il existe plusieurs procédés ; le plus simple est — comme le faisait Trousseau — de faire bouillir de l'urine dans une cuiller d'argent à la lampe à esprit de vin ; on perçoit alors une odeur plus ou moins prononcée de caramel.

—

Pour l'examen chimique il y a, 1° la potasse caustique et l'acide nitrique : on fait bouillir de l'urine dans un tube de verre, avec moitié de son volume de potasse concentrée : l'urine prend une teinte brune d'autant plus foncée qu'elle contient plus de glucose. On y verse alors un excès d'acide nitrique : la solution, d'un brun foncé, s'éclaircit et il se dégage une forte odeur de caramel.

—

2e *La liqueur de Barreswill.* — L'urine traitée comme dans l'expérience précédente — c'est-à-dire chauffée jusqu'à ébullition avec moitié de son volume de la liqueur cupro-potassique — donne un précipité brun d'oxidule de cuivre.

—

3° *Le sous-nitrate de Bismuth.* — 20 à 30 centigrammes de ce sel chauffés avec une petite quantité d'urine, donnent une couleur brun-noirâtre (1).

Pour la recherche de l'*inosite* on a le procédé du Dr Gallois. Le réactif consiste dans 16 grammes de mercure et 32 grammes d'acide azotique : on laisse réagir à froid pendant 24 heures et on évapore ensuite à moitié du poids, en ajoutant l'équivalent (24 grammes) d'eau distillée ; on laisse tomber des gouttes du réactif dans une capsule ou verre de montre contenant de l'urine, jusqu'à ce qu'il se fasse un précipité jaunâtre, qui s'étend rapidement à la flamme de la lampe à esprit de vin. Le résidu est d'abord blanc-jaunâtre ; en continuant à chauffer, il devient d'un rose plus ou moins foncé. Par le refroidissement, la couleur rose disparaît, pour reparaître si on chauffe de nouveau.

(1) Il est entendu que ce ne sont là que des expériences approximatives. Pour arriver à une conclusion scientifique, il faut l'analyse quantitative et qualitative, et, par conséquent, l'intervention du chimiste. Ce serait surtout aux pharmaciens à s'en occuper ; celà leur rendrait le caractère de savant qu'ils ont perdu depuis qu'ils ne font plus que manipuler les drogues. Les urines leur seraient adressées par le médecin, et ils auraient soin de formuler leur analyse dans un bulletin ad hoc. La pharmacopée, qui s'occupe de tant de choses inutiles et même niaises, devrait formuler des instructions dans ce sens.

Recherche de l'albumine dans les urines.

—

A l'article analbuminose nous avons vu que le sang subit un grand appauvrissement dans ses matériaux albuminoïdes : cela peut dépendre d'une glycosurie exagérée, c'est-à-dire d'un état diabétique, ainsi que nous venons de le dire dans le chapitre précédent, comme aussi d'une filtration directe à travers les pores des vaisseaux ; car, dans l'analbuminose, ce c'est pas seulement l'urine qui se charge d'albumine, mais la sérosité des hydropisies ou infiltrations. Si des symptômes de néphrite ont précédé, les reins subissent généralement la dégénérescence si bien décrite par Bricht.

—

Pour reconnaître l'albumine dans les urines on verse dans une éprouvette une quantité d'acide nitrique à peu près égale à celle de l'urine, goutte à goutte, le long de la paroi. Il se forme des flocons qui se précipitent en un magma pâle, avec un reflet rose, bleu ou noir. Si l'expérience est douteuse, on expose le tube à une lampe à esprit de vin ; l'albumine se précipite s'il y en a.

—

Nous avons indiqué le traitement de l'analbuminose et de glycosurie à l'article *Diathèse;* qu'il nous soit permis d'ajouter quelques mots.

—

Deux ordres de causes peuvent exister : un excès de production ou un défaut de conversion des matières albuminoïdes. Ainsi, dans l'analbuminose suite de fièvres puerpérale ou éruptives (scarlatine, variole), c'est la combustion nutritive qui est enrayée : de là, excès d'albumine dans le sang et les liquides qui en dérivent, notamment l'urine; de même dans la néphrite. On comprend que, dans ces cas, c'est sur les fébrifuges qu'il faut insister; c'est-à-dire les alcaloïdes, qui auront également pour effet de dissiper les hydropisies ou infiltrations. Mais comme il y a perte de ton des vaisseaux, il faut ajouter les acides minéraux : phosphorique, chlorhydrique, les ferrugineux, surtout le perchlorure de fer. Dans la diathèse analbuminosique, il faut insister principalement sur les arséniates. En tout cas, il ne s'agit pas d'affaiblir l'organisme; mais de le tonifier.

———

Recherches des spermatozoaires et de la liqueur prostatique et des kystes hydatiques dans les urines.

—

Les pertes prostatiques sont beaucoup plus fréquentes que celles de la semence — quant à ses éléments vivants ou *spermatozoaires* —. La raison en est que ces derniers ne se développent que lorsque le sperme est à la maturité, c'est-à-dire propre à la fécondation.

—

Ces pertes sont particulièrement graves parce qu'elles sont le résultat d'une irritation de la moëlle épinière : c'est donc sur cette dernière que le médecin doit porter spécialement son attention.

—

La présence des spermatozoaires dans les urines se révèle au microscope; il faut les rechercher immédiatement après la miction, parce qu'ils s'altèrent très vite; on les trouve mêlés ou mucus, en filaments munis d'une tête.

—

Il peut encore exister dans les urines des kystes hydatiformes provenant des reins.

———

Recherche de l'urée et de l'acide urique dans les urines.

—

1° *Urée.* —L'urée étant un produit de combustion, tantôt il se forme en plus grande quantité dans le sang et on le trouve augmenté proportionnellement dans les urines : comme dans les pyrexies; tantôt, au contraire, il n'est pas éliminé en temps par les reins, suite de torpeur ou maladies organiques, et il se produit également une surcharge dans le sang et une augmentation de la température animale; c'est ce qui existe dans la chlorose, où Andral a fait voir que l'élévation de la chaleur est en rapport, non avec le chiffre des globules rouges, mais avec celui des globules blancs. Il en résulte que la constatation du chiffre de l'urée dans les urines est très importante pour le diagnostic.

—

L'urée se décèle dans l'urine par son odeur forte, pénétrante, ammoniacale. Pour l'obtenir à l'état cristallisé, il faut des opérations de chimie assez longues ; nous ne pouvons donc entrer ici dans les détails et nous renvoyons aux ouvrages spéciaux. Quant aux considérations pratiques, elles sont les suivantes : Lorsqu'il y a combustion exagérée, il faut recourir aux apyrétiques (voir thermomètrie); quand, au contraire, il y a torpeur organique, il faut insister sur les toniques; de sorte que le traitement doit être tantôt antiphlogistique, tantôt stimulant. On ne traitera pas de la même manière une inflammation franchement sanguine et une inflammation chloro-anémique. Nous avons développé trop souvent cette thèse pour devoir y revenir.

2° *Acide urique.* — Il existe constamment dans les urines; son excès donne lieu, tantôt à un dépôt pulvérulent rougeâtre, mêlé de mucus, s'attachant aux parois du vase, tantôt à des graviers ou gravelle. L'augmentation de l'acide urique dans les urines se rattache aux affections aiguës ou pyrétiques : on l'observe au maximum dans la goutte et le rhumatisme articulaire aigu. C'est là-dessus qu'est basé le traitement, qui doit avoir en vue l'élimination de l'acide urique, soit par les boissons délayantes — bien que l'acide soit insoluble — soit par la digitaline, l'asparagine, la colchicine qui augmentent la sécrétion rénale. Quant aux réactifs, le dépôt est insoluble dans l'eau bouillante, soluble dans les solutions alcalines : potasse, soude, ammoniaque; après avoir fait dissoudre un peu du dépôt dans quelques gouttes de la solution, on y verse un excès d'acide nitrique : au bout de quelques heures il se produit des cristaux d'acide urique, dont on examine ensuite au microscope la forme rhomboïdale; ou bien, on met sur une lame de verre un peu de dépôt et on y verse une ou deux gouttes d'acide nitrique concentré; on évapore jusqu'à siccité à une douce chaleur, et on y laisse tomber une goutte d'ammoniaque, qui détermine une coloration violette, signe de la présence de l'acide urique ou d'un urate.

—

RECHERCHE DU PUS DANS L'URINE.

Cette recherche peut importer pour découvrir certaines lésions organiques du système secréteur ou excréteur : reins, uretères, vessie, urèthre, abcès circumvoisins, d'autant plus, que, dans l'état chronique, ces suppurations s'accompagnent de marasme ou fièvre hectique. On ajoute à une partie du dépôt opaque jaunâtre qui a gagné le fond du vase, une solution de potasse, puis quelques gouttes d'acide nitrique, et on expose à la chaleur afin de constater la présence de l'albumine.

L'examen microscopique du dépôt, auquel on ajoute une goutte d'acide acétique, fait découvrir des globules pyroïdes, granulés ou framboisés, au centre desquels se trouvent deux ou trois noyaux.

—

RECHERCHE DES MATIÈRES GRASSES DANS L'URINE.

On a donné à ces urines le nom d'*urines chyleuses*, à cause de l'analogie qu'elles présentent avec ce liquide ; il semblerait, d'après ce que nous avons dit à l'article *Pancréatite*, qu'il s'agit, en effet, d'une émulsion des matières grasses non élaborées, comme dans les selles laiteuses. Les matières grasses des urines se dissolvent dans l'éther, et le liquide reprend alors sa transparence ; de même elles se fondent à la chaleur. Le microscope y fait voir une foule de granulations très fines.

Les urines laiteuses supposant un état de consomption, il faut combattre cette dernière par les toniques, notamment le quinquina.

—

RECHERCHE DES SELS INORGANIQUES.

1° *Oxalate de chaux.* — La recherche de ce sel est importante parce que c'est lui qui donne lieu à la formation des calculs durs ou mûraux ; il suppose donc un excès d'acide oxalique. — Nous renvoyons à ce que nous avons dit à l'article *Diathèse* — On traitera le dépôt de l'urine au moyen de la potasse caustique et de l'acide acétique : s'il est insoluble, on essaiera avec l'acide nitrique, — s'il se dissout dans l'un ou l'autre de ces réactifs, on en recueille une portion sur le filtre et, après l'avoir lavée et séchée, on la calcine sur une lame de platine et on ajoute aux cendres une goutte d'acide acétique : l'oxalate se décompose, à la température d'un rouge sombre, en carbonate de chaux.

Pour prévenir la formation des calculs d'oxalate de chaux il faut éloigner de l'alimentation le sucre et le remplacer par le sel ordinaire. Ceci pourra paraître étrange au vulgaire, qui croit que le chlorure de sodium donne la pierre. Dans le diabète non sucré, c'est-à-dire où les matières glycosuriques sont restées dans le sang, on calme la soif inextinguible des malades par les salaisons ; tandis que les tisanes et les limonades sucrées l'augmentent. Les homœopathes ont vu là un fait favorable à leur doctrine : ils ont une foi que rien ne décontenance !

—

2° *Phospates terreux.* — Insolubles dans l'eau et les solutions alcalines, ainsi qu'à la chaleur, ils sont solubles dans l'acide nitrique, avec effervescences. Quand on soupçonne leur présence en excès, dans les urines, on traitera une partie du dépôt avec quelques gouttes de cet acide. La présence de ces sels suppose une affection du système osseux, soit par défaut de composition, soit par excès de décomposition ; c'est le propre du rachitisme et de l'ostéomalaxie. Il ne suffit pas de rendre à l'économie ces éléments terreux, il faut, avant tout, stimuler la vitalité : ce que font la quassine, la strychnine (Voir plus haut).

CONCLUSION.

Et maintenant que notre tâche est terminée, envoyons notre petit livre dans le grand monde de la publicité, en lui disant, comme le poëte :

« Parve, nec invideo, sine me liber ibis in Urbem,
OVIDE.

Atteindra-t-il le terme du voyage ? La critique, cette sentinelle avancée qui garde le public contre toute surprise, lui permettra-t-elle de passer ? C'est ce qu'un avenir prochain fera voir.

Un livre lancé dans le public est comme un fils de famille qui va faire son tour du monde. On nous permettra de donner au nôtre (au Manuel) quelques conseils. Et d'abord nous lui dirons, avec Ovide : « *Sciscitantibus caute responde.* »

Pourquoi se heurter à ceux qui, de parti pris, ne veulent rien entendre ?

Notre livre rencontrera deux genres d'opposants : ceux qui disent que nous ne donnons rien, et ceux qui prétendent que nous donnons trop ; c'est-à-dire, les polypharmaques et les homœopathes. Mais à côté de ces esprits systématiques il y a ces médecins trop modestes pour chercher à se faire un nom et que l'amour de la vérité seul inspire et dirige. Ceux-là ne demandent pas mieux que d'être convaincus, car tous souffrent de l'insuffisance de la thérapeutique actuelle. Le Répertoire de Médecine dosimétrique en reçoit des preuves à chacune de ses livraisons.

—

C'est donc à ceux-là que notre manuel est particulièrement destiné : sans avoir la prétention de leur faire la leçon, il leur fera voir dans quels cas la méthode dosimétrique est applicable et comment.

—

On avait argué de certaines difficultés pour la pratique ; or, en réalité, ces difficultés n'existent point : tout est simple dans la méthode dosimétrique, puisqu'elle procède d'après les symptômes. Mais, comme nous l'avons dit en commençant, c'est une symptomatologie raisonnée ; c'est-à-dire qu'à un même symptôme elle oppose des moyens divers et quelquefois tout différents d'après les causes qui l'ont produit; tandis que les homœopathes — si tant est qu'ils donnent quelque chose — procèdent empiriquement. On ne peut faire le même reproche à la polypharmacie : bien au contraire! Celle-ci, comme l'a si bien dit un esprit sérieux (Forget), est « une charge à mitraille. Ils (les polypharmaques) bourrent leurs recettes d'une foule de substances, espérant qu'il y en aura une qui atteindra la maladie. »

—

Si la médecine dosimétrique se sert souvent de plusieurs médicaments à la fois, c'est, d'abord, parce qu'elle n'emploie que des substances simples, et, ensuite parce que ces substances ont une action élective manifeste; de sorte que là où il y a plusieurs symptômes, tous sont attaqués en même temps et la maladie — si elle est encore dans sa période dynamique — est obligée de céder.

—

Quoi de plus rationnel que la loi de la *dominante* et de la *variante* du traitement? c'est-à-dire la cause morbide attaquée par un même modificateur tant qu'elle subsiste, et les effets ou symptômes combattus fait-à-fait qu'ils se présentent. Guérir, c'est donc faire le traitement, à la fois, par la *dominante* et la *variante*, et non par des moyens isolés.

—

Depuis Broussais on attaque les inflammations

par la saignée, et — chose à laquelle on ne s'attendait pas — c'est depuis cette époque que l'anatomie pathologique a pris une extension déplorable : non que la saignée en soit seule cause, mais parce que seule elle est impuissante à lever la congestion; bien entendu dans les cas non mécaniques.

—

Ainsi, voyez où était la pierre d'achoppement : on croyait à la sthénie là où, soit primitivement, soit consécutivement, il y a asthénie. La saignée a sans doute sa raison d'être : elle dissipe les embarras mécaniques de la circulation et, sous ce rapport, on ne pourra jamais s'en passer au début des grandes inflammations ; la saignée débarrasse également l'économie d'un excès de calorique, puisque le sang veineux est plus chaud que le sang artériel, par la raison qu'en traversant la grande circulation il s'est chargé de toute la somme de calorique provenant des actes chimico-vitaux qui ont lieu dans l'intimité de nos tissus, tandis qu'en traversant la petite circulation le sang, artérialisé, se rafraîchit au contact des poumons; mais la saignée ne modifie en rien l'état vital; c'est ce que font, au contraire, les alcaloïdes : ici en dissipant la douleur et le spasme, là en restituant leur ton aux vaisseaux, en remettant le sang en mouvement et en entraînant ainsi le calorique morbide vers les poumons.

—

On dira que les alcaloïdes ralentissent le pouls, notamment la digitaline, l'aconitine, la vératrine ; nous disons que tous produisent cet effet ; mais ce ralentissement est plutôt un rétablissement d'équilibre entre les deux forces auxquelles le cœur obéit : il y a des nerfs modérateurs du cœur, qui deviennent *suspenseurs* quand leur action s'annihile ; de même les alcaloïdes, quand on les pousse à dose toxique.

—

Et voyez l'importance pratique de ce fait : c'est que la vitesse, la précipitation du pouls est un signe d'adynamie tout comme l'exagération du calorique animal.

—

Voilà ce que notre manuel rappellera aux praticiens, mais ce que nous n'avons pas eu la prétention de leur apprendre ; voilà pourquoi nous l'avons fait simple et sommaire, ne voulant pas abuser du temps de nos confrères.

—

Il nous reste maintenant à remercier ceux — et ils sont nombreux — qui ont bien voulu nous accorder leur appui, appui bien désintéressé, puisqu'aucune coterie n'a pu les diriger. A peu d'exceptions près, aucun ne nous connaît personnellement, et nous sommes séparés souvent par des distances considérables; prétendre que de Gand aux Pyrénées, à l'Algérie, à l'Italie, nous ayions pu étendre notre influence personnelle serait absurde. Mais il s'est établi rapidement entre nous une communion d'idées, précisément parce que tout intérêt personnel est absent. La vérité n'est-elle pas le patrimoine de quiconque raisonne? Ce qu'il pourrait y avoir de fâcheux pour la dosimétrie, c'est qu'on la mît sous l'autorité d'un nom. En médecine il n'y a qu'une autorité : la vérité. De même il serait fâcheux qu'on en fît un système exclusif; ce serait tomber dans la catégorie des guérisseurs, la pire engeance de charlatans, puisqu'elle spécule sur la crédulité des malades. Au moins, avec l'arracheur de dents, on sait à quoi s'en tenir.

Le véritable médecin est celui qui cache ses craintes au patient et s'en explique franchement avec la famille, sans exclure l'espérance, ce suprême recours resté au fond de la boîte de Pandore!

Qu'on remarque que les guérisseurs ont toujours une échappatoire : « Ou on ne les a pas appelés en temps ! Ou on n'a pas suivi exactement leurs prescriptions ! »

La dosimétrie n'a rien changé au fond de l'art de guérir : c'est toujours la médecine d'Hippocrate, avec les moyens de la science moderne en plus. Le père de la médecine admettait la diététique, la thérapeutique ; s'il employait beaucoup la premiere et fort peu la seconde, c'est qu'à son époque les substances médicinales étaient restreintes. Aujourd'hui, nous sommes riches en remèdes et chaque jour cette richesse va en augmentant ; à nous de les employer : c'est ce que fait la Médecine dosimétrique ; d'autant, que ces moyens ne produisent de maladie, ni *semblable*, ni *dissemblable*.

Au moment de clôre ce Manuel, nous recevons le diplôme dont voici copie :

La Société française de secours aux blessés des Armées de terre et de mer

SUR LE RAPPORT DU JURY

DÉCERNE

A MONSIEUR LE DOCTEUR BURGGRAEVE

UNE MÉDAILLE DE MÉRITE

POUR TRAVAUX RELATIFS A L'AMÉLIORATION DU MATÉRIEL DES AMBULANCES.

Paris, le 14 Mai 1873.

Le Président de la Commission des études,
Vice-Président du Jury,
(*Signé*) Cte SERURIER.

Le Président de la Société française de secours aux blessés,
Cte DE FLAVIGNY.

Le Secrétaire-Général,
(*Signé*) Cte DE BEAUFORT.

Cette médaille nous a été accordée pour l'envoi des médicaments dosimétriques et des étuis à pansements gypso-ouatés. La Société de la Croix-Rouge a compris qu'il est importe de simplifier les secours médicaux et chirurgicaux en temps de guerre, tout en les rendant plus efficaces. Dans ces dernières guerres — les plus terribles de notre siècle — on a pu voir combien les ressources de la vieille médecine et de la vieille chirurgie étaient insuffisantes. C'était tout un arsenal rendu inutile, à chaque instant, par la rapidité des mouvements stratégiques ! On n'avait songé qu'à perfectionner l'art de tuer et nullement l'art de guérir ! Le service de santé militaire, malgré son dévouement au-dessus de tout éloge, fut incapable de suffire aux besoins. Sans la Croix-Rouge, on eut vu se reproduire les horreurs des champs de bataille du 1r Empire : c'est-à-dire les blessés abandonnés aux oiseaux de proie. Nos souvenirs nous permettent de remonter jusqu'à Waterloo ; et il nous semble encore entendre les lamentations de ces malheureux, invoquant la mort, faute de secours.

La Croix-Rouge est donc la plus belle institution de notre temps.

Les médicaments dosimétriques seront d'autant plus utiles en temps de guerre (Dî tale omen avertant) que chaque médemédecin pourra avoir sa pharmacie de poche, comme il a sa trousse ; dans les ambulances, rien ne sera également plus facile. Dans notre service à l'hôpital civil de Gand, comprenant, en moyenne, 120 malades, la distribution des médicaments a lieu fait à fait de leur prescription : c'est-à-dire que la pharmacie se trouve dans le cabinet de garde. La tisane et le vin, voila pour les excipients.

Quant aux pansements, nous nous en sommes déjà expliqué : ils consistent, pour les lésions des parties molles, dans l'emploi de l'huile phéniquée, avec une feuille d'étain et de l'ouate; pour les fractures sans plaie, dans l'appareil ouaté ordinaire, et dans les fractures compliquées de plaie, dans l'application du plomb et des bandes plâtrées. Ces pansements sont d'autant plus utiles qu'ils peuvent rester en place pendant quelques jours ; circonstance d'autant plus importante, qu'à la guerre le temps manque pour panser chaque jour tous les blessés. Aussi, avec les pansements ordinaires, c'est une véritable infection.

Rappelons encore ici, en peu de mots, les pansements tels que nous les avons proposés et tels que nous les pratiquons dans nôtre service d'hôpital.

D'abord, quant aux pièces de pansement, ce sont des cardes d'ouate, des feuilles d'étain, des feuilles de plomb, du carton, des bandes simples et de bandes plâtrées, du sparadrap, de l'huile phéniquée.

Tout cela peut tenir facilement dans une caisse d'ambulance; et il sera bon que chaque soldat ait dans son sac un petit paquet composé de chacune de ces pièces afin de s'en servir à l'instant, non-seulement pour lui-même mais pour ses camarades; tant la chose est facile !

Voyons maintenant le mode d'application. Nous supposons un coup de feu sans fracture : on commence par laver la plaie à grande eau et, si c'est possible, on retire immédiatement les corps étrangers; on verse ensuite de l'huile phéniquée sur un gateau d'ouate qu'on applique sur le lésion, et on l'enveloppe d'une feuille d'étain et d'une bande roulée. — Remarquons que c'était le mode de pansement (a part l'huile phéniquée, qui était remplacé par un baume) employé dans les temps bibliques, comme nous le fait voir le bon Samaritain. L'huile phéniquée empêche la décomposition putride et, l'étain, l'évaporation. Ce premier pansement pourra rester en place pendant sept, huit jours. Quand il commencera à se transpercer, on y versera quelques gouttes d'huile phéniquée, afin d'écarter les insectes, (dans les ambulances, rien de plus horrible que ces milliers de mouches qui s'acharnent aux blessés comme sur des cadavres anticipés !)

Nous ferons remarquer encore que l'ouate est un excellent hémostatique.

Si la plaie est simple, à l'arme blanche, on en réunira les bords et on la recouvrira d'une lame de plomb soutenue par quelques bandelettes agglutinatives, en évitant toutefois de serrer ou d'étrangler la partie. Pour plus de sécurité, on peut recouvrir le tout de ouate phéniquée et d'une bande roulée simple. — Ce pansement pourra rester en place presque jusqu'à guérison, à moins que la plaie ne nécessite des opérations particulières. — C'est celui que nous employons généralement à l'hôpital civil de Gand pour les plaies de fabrique et de chemin de fer.

Que s'il y a fracture simple, on redressera le membre, puis on l'enveloppera d'une carde épaisse d'ouate et de bandes platrées, de manière à former une coque instantanément solidifiable. Ce pansement n'aura pas besoin du tout d'être renouvelé. — L'ouate permet d'établir une compression élastique. — Si la fracture est oblique, on fixera les fragments au moyen d'attelles de carton. Dans les fractures compliquées de plaies, après avoir retiré ou égalisé les esquilles, et fait toutes les opérations préalables : resections, débridements, ligatures, etc., on recouvrira la plaie d'un gateau d'ouate phéniquée et, par-dessus, une feuille d'étain, puis l'ouate, les attelles et les bandes platrées. Au bout de quelques jours, quand l'appareil commencera à se transpercer, on le fénètrera pour les pansements ultérieurs, qui seront aussi peu fréquents que possible. On est quelquefois obligé d'établir un apparail à claire-voie afin de pratiquer les irrgiations. En un mot, le principe qui doit prévaloir, c'est celui de l'illustre Larrey ou les pansements rares.

Tels sont « les travaux relatifs à l'amélioration du matériel des ambulances » que la *Société française de secours aux armées de terre et de mer* a entendu reconnaître et recompenser ».

A MONSIEUR LE COMTE DE FLAVIGNY,

Président de la Société française de secours aux blessés des armées de terre et de mer.

Gand, le 12 Août 1873.

MONSIEUR LE COMTE,

J'ai reçu le diplôme et la médaille de mérite que la Société a bien voulu nous décerner pour travaux relatifs à l'amélioration du matériel des ambulances *(Médicaments dosimétriques et pansements gypso-ouatés).*

Permettez-moi, M^r le Comte, de vous remercier, ainsi que la Société, au nom de Mr Chanteaud, mon zélé et intelligent collaborateur, et au mien.

En médecine, comme en chirurgie, la simplicité des moyens est un problème que nous nous sommes efforcés de résoudre dans la mesure du possible.

Recevez, Mr le Comte, avec mes sentiments d'admiration pour la généreuse Société que vous présidez si dignement, l'assurance de mon profond respect.

Dr Burggraeve.
Professeur-émérite de l'Université de Gand (Belgique).

ANNOTATIONS ET RECTIFICATIONS.

—

Page 16. — *Affection aiguë du cœur.* — Lisez : *Affection chronique.*

P. 18. — *La quinine est l'aînée des alcaloïdes.* — Chronologiquement cela n'est pas exact, puisque la découverte de la morphine est antérieure à celle de la quinine ; mais la quinine a la priorité quant à l'usage journalier.

P. 39. — *Pour une potion : 30 grammes.* — Lisez : *80 grammes.*

P. 40. — *Granules de nitrate d'argent.* — Le nitrate d'argent ne se conserve pas en granules ; il faut donc les faire extemporanément.

P. 50. — *Phlogose va suivre.* — Lisez : *Qui va suivre.*

P. 54. — *Les iodés absorbants* : ce sont plutôt des *altérants*, comme agissant sur la nutrition ; mais ils activent l'absorption, la nutrition étant l'équilibre entre les mouvements de composition et de décomposition.

Même page. — *Iodure de soude et de potasse.* Lisez : *Iodure de sodium et de potassium.*

P. 75. — *Teinture de Mélisse.* — Lisez : *Alcoolature.*

P. 83. — *En allopathie.* La dosimétrie n'a pas la prétention de se séparer de l'allopathie, qui repose sur les lois d'Hippocrate. Elle entend seulement reformer la routine (c'est-à-dire les abus qui se sont produits dans la route).

P. 85. — *Carbonate de soude.* — Lisez : *Bicarbonate.*

P. 109. — *Proto-iodure de mercure 0,001.* Lisez : *1/2 centigramme.*

Deuto-iodure 1/2 centigr., Lisez : *0,001.*

P. 116. — *Arséniate de strychnine* (*0,001*). — Lisez : *1/2 mill.*

P. 125. — *Ce sont les reins qui sont particulièrement chargés d'éliminer l'albumine.* — C'est-à-dire dans l'analbuminose, car il n'y en a pas de trace dans l'urine normale. Dans l'albuminurie, il s'agit d'une perte et non d'une sécrétion à proprement parler, puisque le tissu des reins est altéré; aussi la sérosité des hydropisies contient-elle de l'urée. C'est en quelque sorte, un déplacement de sécrétion.

P. 133. — *Omne animal ob ovo.* — Lisez : *Omne ovum ab ovo*, ce qui généralise d'avantage la génération non-spontanée.

P. 141. — *Chlorhydrate de morphine, 1,001.* — Lisez (*0,001*).

P. 183. — *Vapeurs ou poussier de plomb.* — Lisez : *Vapeurs et poussier.*

P. 192. *Métaux et métalloïdes.* — Il faudra se rappeler que les métaux, comme les métalloïdes, se subdivisent en plusieurs classes, dont les propriétés thérapeutiques sont des plus différentes : l'antimoine et l'arsenic ont des ressemblances, mais n'en présentent aucune avec le magnésium et le calcium, par exemple ; le chlore, le brome et l'iode n'ont aucun rapport avec le phosphore et l'azote. Ce sont là des différences que le thérapeutiste aura à apprécier.

P. 198. — *11 volumes de carbone.* — Lisez : *Acide carbonique.*

P. 200. — *Celle-ci est plus facile à enlever que la seconde.* — Lisez : *La première.* C'est-à-dire que l'asthme fortuit disparaît plus facilement que l'asthme héréditaire.

P. 202. — *Arséniate d'antimoine.* — Lisez : *Arséniate de strychnine*, 1/2 mill.

P. 207. — *Gaz carboniques.* — Lisez : *Gaz carbonique.*

P. 208. — *Hypochondre*, pour *hypochondriaque.* — On veut éviter par là une désignation fâcheuse : comme celle de maniaque.

P. 209. — *Sang résineux.* C'est-à-dire chargé de matières hydro-carbonées.

Même page. — *Des drogues imaginaires.* —

C'est-à-dire à effets fictifs, par exemple la fameuse thériaque d'Andromaque (le médecin de Tibère ; ne pas confondre avec l'épouse d'Hector) qui ne contenait pas moins de 120 ingrédients.

P. 211. — *Le médecin ne se croit que pour le corps.* — Cette phrase est peu française mais rend notre pensée.

P. 212. — *La question à cette question.* — Lisez : *La réponse.* — Ce n'est pas pour rien qu'on dit que les typographes ont des coquilles sur les yeux.

P. 213.— *Sans instrument, le meilleur musicien ne peut produire aucun ton.* — Un ton est l'invalle entre deux sons ; Hufeland a pû dire qu'avec un instrument désaccordé on produit des tons faux. — De même, quand l'instrument de la pensée — le cerveau — n'est pas accordé, les impressions sont fausses et résonnent péniblement à l'âme, comme un ton faux à l'oreille.

P. 215. — *Le mal est son remède.* — Lisez : *Sans remède.* (Coquille.)

P. 217. — *Lombrics qui étaient remontées.* — Lisez : Qui avaient remonté.

P. 220. — *Cicutine : Son action est la même que celle de l'atropine et de la cicutine.* — Lisez : *de l'hyosciamine.*

Nota. — Nous prions instamment nos confrères de bien vouloir nous communiquer leurs observations critiques sur ce manuel. Nous les en remercions d'avance.

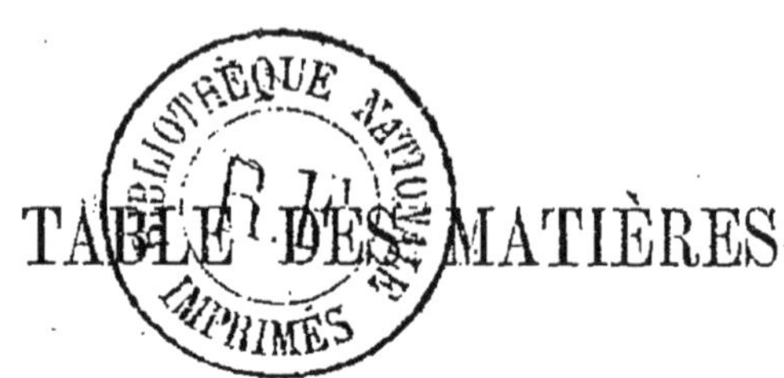

TABLE DES MATIÈRES

CONTENUES DANS CE MANUEL.

PREMIÈRE PARTIE.

ÉTIOLOGIE. — SYMPTÔMATOLOGIE.

DEUXIÈME PARTIE.

ORGANOPATHIES.

TROISIÈME PARTIE.

CLINIQUE.

www.ingramcontent.com/pod-product-compliance
Ingram Content Group UK Ltd.
Pitfield, Milton Keynes, MK11 3LW, UK
UKHW012007240726
13965UKWH00001B/209

9 782012 974630